健康生活館

Healthy Life

56

張步桃開藥方

國家圖書館出版品預行編目資料

張步桃開藥方：望聞問切的老祖宗智慧，簡便廉效的新時代中醫／張步桃作. -- 二版. -- 臺北市：遠流, 2010.08
面； 公分. --（健康生活館；56）

ISBN 978-957-32-6659-4（平裝）

1. 中藥方劑學

414.6　　99010236

健康生活館 56

張步桃開藥方

望聞問切的老祖宗智慧——簡便廉效的新時代中醫

作者——張步桃醫師
主編——林淑慎
採訪編輯——林宜昭
特約編輯——陳錦輝
封面設計——唐壽南
封面攝影——陳輝明
發行人——王榮文
出版發行——遠流出版事業股份有限公司
臺北市 104005 中山北路一段 11 號 13 樓
郵撥／0189456-1
電話／2571-0297　傳真／2571-0197
著作權顧問——蕭雄淋律師
2010 年 8 月 1 日　初版一刷
2023 年 7 月 16 日　二版十一刷
售價新台幣 250 元

ISBN 978-957-32-6659-4
遠流博識網
http://www.ylib.com
E-mail:ylib @ ylib.com

張步桃開藥方

望聞問切的老祖宗智慧
簡便廉效的新時代中醫

張步桃醫師◎著

目錄

2 從「頭」開始

3 五官照顧

4 臟腑維護

5 女性呵護

6 其他雜症

自序

去歲，遠流出版公司跟余接洽，希望透過訪問錄音方式談談傳統醫學各種問題，以淺顯易懂之內容宣揚中醫。多年來，筆者向以標榜：「簡、便、廉、效」之宗旨，俾社會大衆由無知、陌生，進而認識、瞭解至欣然接受。筆者深知要改變許多根深柢固、牢不可破之觀念，常是吃力而不討好，尤其不過一己棉薄之力，一路走來更是倍感吃力，明知不可爲而爲之，近乎愚蠢。但秉持著「今日不做，明日會後悔」之勇氣和決心，洒欣然接受。

於是遠流指派宜昭來訪，每週或二、三日，每次訪談時間長短不一。宜昭台大植病之高材生，曾擔任記者，對傳統醫學有股熱愛；儘管中醫專業稍嫌生澀，但瑕不掩瑜。這本小書於焉產生，畢竟非學術經典之作，意在推廣發揚，普及中醫。對遠流這份心意，筆者衷心感佩，對配合作業之工作同仁亦由衷感激。

值此出書之際，簡述始末，是爲之序。

張步桃

寫于歲次壬午年年六月二十四日

百佛居

〈卷頭語〉

養生治療，天天中醫

三百六十五天就是一年，可是在我們古代文獻裡面，三百六十五天就是一歲，經過三百六十五天，在你的人生歲月上就增加一歲。一歲就是春、夏、秋、冬四時；中醫爲了和內臟結合，又加一時進去，叫做長夏，於是形成春、夏、長夏、秋、冬五時。一般我們說春季，實際上應該叫做春時。

中醫說五時春、夏、長夏、秋、冬，和內臟器官結合的話，春季通於肝；夏季通於心；長夏與脾胃結合，因爲夏天細菌、病毒的繁殖非常快速，食物又容易腐爛，稍不注意就會引起脾胃性的毛病、消化系統方面的病變；秋通於肺；冬通於腎。一年時序的運轉與內臟息息相關。

一般說季節得從冬至開始計算，說「冬至一陽生」，冬至是一年中最冷的一天，但是春的氣息已經開始漸漸增長，所以「春生」；「夏長」夏天萬物欣欣向榮，到長夏就要化，生化不是現代科技的名詞，老祖宗最古老的典籍《黃帝內經》中早已提到生化這個名詞。人吃進體內的所有食物經過胃的消化，就像果汁機或洗衣機的洗衣槽，把食物分解成乳糜狀，纖維質、粗糙的部分帶到大腸，精微物質部分就交給小腸。小腸本身並沒有條件吸收食物的精華，必須藉助十二指腸和胰臟的十二指腸液、胰液的分泌以幫助小腸的吸收，所以長夏等於腸胃消化系統特別照護的季節。

秋時與肺臟呼吸系統相結合，冬季與腎臟相結合，所以說「春生、夏長、長夏化、秋收、冬藏」，就像果實一樣，經過欣欣向榮的成長階段，到秋天就是豐收的季節。冬天就要潛藏起來，所以冬天時人應該減少體力的消耗。可是現代人因爲生活飲食文化改變，很多人半夜三點還不睡覺，就會消耗體內儲存的精微物質與營養物質。冬天應該藏，冬藏是因應明年來春時春生的需要。

按照時序的交替，就會有各種不同的病變，中醫也有不同的養生治療方式。

首要原則：簡便廉效

中醫其實很簡單，但要知道是拿哪本書、從哪部文獻做爲理論基礎比較重要。最簡單的就是《傷寒經方》，再來就是後代的《肘後方》。

◎善用《肘後方》

《肘後方》原始著作人是晉朝的葛洪，葛洪又叫葛稚川，古人稱他葛仙翁。目前我們看得到市面上賣的《肘後方》，定稿是晉朝的陶宏景，被稱爲山中宰相，意思是他不喜歡當官，皇帝碰到有什麼問題需要諮詢，就到山中請教他，因而被尊爲山中宰相。

《傷寒金匱》的處方有一百多個方，金匱也有一百多個方，總共兩百多個方，也就是說在傷寒方裡面出現的方，《金匱要略》裡面也出現，扣除重疊的，依然還有兩百多個方，兩百多個方到今天爲止都還是很實用。婦科的毛病，像很多子宮肌瘤、子宮內膜異位、不孕症，我們都用這兩千年前古老的處方，效果非常不錯，這是簡單的部分。

現在，我診療的原則在於簡便廉效。

簡便廉效，就是用藥簡單、取材方便、價格便宜、診療有效。每個人的用藥習慣不同，用愈簡單的材料，收集就愈方便，所以叫簡便。二味與二十味的價差，每味多一元好了，二十味就二十元，二味我只要二元。芍藥、甘草、大棗、桔梗都非常便宜，從來《傷寒經方》、《肘後方》裡面絕對沒有用到犀牛角、熊膽、麝香、珍珠、瑪瑙，這些東西都很貴重，尤其像現在，犀牛角已經受到野生動物保護法的限制，根本就不能用。

古代沒有打點滴就喜歡用犀牛角、羚羊角等貴重的東西。例如白虎湯裡有知母、石膏、甘草、粳米四味藥，甘草很便宜、石膏更便宜，一斤大概只有二十幾元，知母是百合科的植物。白虎湯是專門解熱、退燒的方。

◎便宜就減少經濟負擔

便秘的人也會引起發燒，這時可用承氣湯。承氣有大、小承氣和調胃承氣，大承氣湯只有四味藥，小承氣湯只有三味藥，調胃承氣湯也只有三味藥。調胃承氣湯的大黃、芒硝加甘草三味藥，價錢都非常便宜；小承氣湯是大黃、厚朴、枳實三味，只要稱爲承氣湯，都有大黃就對了；枳實顆粒比較小，枳殼比較大，但同樣都是芸香科植物；厚朴、枳實、大黃叫小承氣；厚朴、枳實、大黃再加上芒硝就變成大承氣。

無論是哪種承氣湯，大黃的劑量都一樣。有的人一便秘就發燒，現在可以灌腸，在古代就給吃承氣湯，吃了大便一通，宿便排出，肚子不痛，燒也退了，效果快速不亞於現代的西藥。

民國八十八年五月十三日，有位小男生感冒發燒送到醫院，醫院的診斷研判是腦膜炎，準備做骨髓穿刺，時間已經安排在第二天。因爲頭痛，醫院給他打了兩針鎮靜劑，不但沒有止痛效果，反而讓他與醫護人員打架打了兩個多小時，因爲他沒有辦法控制激動的情緒。十三日晚上，他老爹就到我這邊來講症狀，我根據爸爸的敘述，覺得應該不是腦膜炎，就開了白虎湯搭配柴胡桂枝湯，回去吃十分鐘後，燒就退掉，頭也不痛，臉色轉成紅潤。醫院那邊因爲無計可施，第二天就準備做骨髓穿刺，卻發現一切都沒有問題，骨髓穿刺就也不做了，觀察一天，五月十五日就出院了。

一位民國八十五年四月二十九日出生的小朋友張〇偉，八十九年五月二十六日來看診，這個小男生實歲五歲，虛歲六歲，發燒送到醫院，醫院立刻做骨髓穿刺，原本五、六歲小朋友都活蹦亂跳，也很會講話的，做了骨髓穿刺後，不會講話也不會走路了。我診斷如果燒還沒有退，做骨髓穿刺後也沒有什麼方法治療，二十六日我先讓他退燒，一個星期後他會講話也會走路了。六月二日來看第二診，我調整處方，第三診、第四診，就這樣本來不會講話、不會走路的小孩，看了四診以後，就高高興興回高雄了。我就是用白虎湯加柴胡桂枝湯。

想想看，如果住院要花多少錢?做骨髓穿刺後，有的人就住在加護病房，加護病房聽說一天最少要一萬元，我前後四診，一次大概只花兩百元，付個自付額，四次也不過八百元。光照一個電腦斷層、核磁共振，就要花多少錢，住院費要多少錢、加護病房要多少錢，就這樣子前後花健保的費用，絕對不到兩千元。便不便宜呢？

◎醫護便捷，生活更有效率

蘇○儒，六十年次，有回肚子絞痛，太太把他送到醫院抽血，檢查發現他的白血球十二萬，送到醫院就要採取緊急開刀的措施，因為他們研判可能是胃穿孔或胃出血。蘇○儒的哥哥蘇○哲唸後中醫系，從大一就跟著我到現在，只要寒暑假或平常有空就會來跟診，他勸說暫時不要開刀，意思是先來我這邊看，我就開四逆散。四逆散只有四味藥：柴胡、甘草、枳實、芍藥，就這麼四味藥，就算有穿孔或出血，加一點修補的藥、止血的藥如川七、白芨、貝母。他七月二十日在羅斯福路本院這邊看，二十二日到中和分院那邊看，來的時候因為還在痛，後面還有人跟診，我另外交代他們按內關、足三里，當時痛感就緩和下來，再配合吃藥，二十五日蘇○儒就到香港出差了。

如果七月二十日那天開刀，開刀成不成功不一定，感不感染也不一定，傷口萬一感染，說不定住兩個月也出不來；就算開刀成功也沒有感染，他能五天就出院嗎？開刀要花多錢，一下子輸血、一下子要怎麼樣，沒有十萬、八萬你開得出來嗎？前後五天，就算是自己花錢，一天份算一百元，五天份才花五百元，花五百元他就能去香港出差。半年過去了，他沒有任何狀況，一切平安。

◎西醫上萬，中醫數百

蔣〇德，五十九年次，一家技術學院的畢業生，不曉得受到什麼刺激想不開，就喝農藥又上吊，幸虧發現得早，送到醫院，觀察了兩個星期沒有醒過來，媽媽就來我這邊講症狀，我開柴胡龍骨牡蠣湯，在傷寒方超過十味藥的，這是其中的一個方，一共有十一味藥，柴胡龍骨牡蠣湯加生脈飲，還加一點通竅的藥，因爲大腦是竅，所以要通竅。結果前後吃藥吃不到一天，他就整個甦醒過來，隔不到一個星期，蔣〇德就可以自己到羅斯福路本院這邊看診。

就算一天一百元好了，一星期也不過七百，就算是一百二也不過八百四，昏迷住院觀察都沒有醒過來，我們給他服藥就行了。有一個藥廠的柯先生，很肥、很壯，平常就是愛喝冰冷的東西，尤其喜歡冰啤酒，有一天他一喝痛風就發作，腿腫得和大象腿一樣，連路都不能走，醫院的評估已經觀察兩三天了，住院後紅腫熱痛都不消，照他們的評估，就是要截肢，當時我正好在他那個藥廠，替台北縣一〇八個藥師上課，他就藉這個機會找我看，我用那個藥廠生產的藥當歸拈痛湯，加一些藥，吃到第二天，腫就全消了，免除他被砍腿的悲慘命運。

他現在好得不得了，當然，從此也不敢再喝冰啤酒了。找西醫的話，病毒、蜂窩組織炎就打抗生素，然後住院觀察，這樣一下來，好幾萬跑不掉，這次甚至超過十萬、二十萬都不一定，我們前後花不到五百元，就把問題搞定了。

所以，我一貫就說，簡單、方便、價錢便宜、最後效果非常顯著。

◎中醫也要開設急診？

有人建議中醫是不是也要開設一個急診的特別門診，因爲西醫有急診，中醫是不是也可以開設急診。其實第一個關鍵是病患本身對醫師的信任，病患如果對醫師沒有信任感，怎麼放心被醫治；第二應該是病患家屬，家屬常常是治療過程中的樞紐，病患家屬如果反對送到中醫，認爲中醫急診很危險就不可能了；第三是醫師本身有沒有素養，醫師本身醫術很差，讓人覺得愈醫愈糟糕怎麼行。因爲有這許多因素，中醫開設急診也沒有用。

簡便廉效就是我一直推廣的，一直到今天爲止都不遺餘力。

簡便廉效以養生

養生也同樣要講究簡便廉效。黃耆、紅棗、枸杞不是每個人都能吃的，有的人吃到嘴巴破掉，有的吃到流鼻血。

◎多吃醋

豆麥釀造酸的叫醋，甜甜又微微有點辣的叫酒，有的人認為酒沒有做成就變醋，倒不盡然。醋當然也有開胃作用，但是我就不喜歡。像我喜歡吃生蘿蔔，把它切絲，或者用爆絲，再放一點點鹽巴，然後放一點香菜，一點點冰糖也可以，最後我就加一點點的醋。這是一道美味可口的涼拌菜，非常開胃，吃了以後胃口就會好一點。

醋是酸的，臨床上胃酸過多的人很多，但是也有人胃酸分泌過少的，就要補充這類的東西。

◎喝蜂蜜

蜂蜜除了當可口的飲料外，還可以修復傷口。有則報導說，一隻幾千萬年前的螞蟻，居然還保有生命狀態，原來就因爲藏在蜜蠟中，所以可以肯定，蜂蜜對傷口的修復保養功效極好。蜂蜜的營養豐富，《醫方集解》中有兩百味草花膏。蜂蜜不但對組織有修復作用，還可以做爲燙傷時的外科用藥，兼具殺菌功能。

臨床上有胃酸分泌不足的，最好喝純正蜂蜜，因爲蜂蜜有潤腸滑腸功能，對促進胃酸分泌效果最理想，但是平日容易腹瀉者少吃爲宜。

大部分人都是胃酸分泌過多，愈緊張胃酸就愈大量分泌。胃液本身就是強酸反應，胃液PH值是二到二・四。西醫眼科是單純把眼睛當眼睛看待，中醫治療眼科的病，幾乎都會用一些腸胃藥，比如神麴，還有石斛。石斛是蘭科植物，是養胃聖藥，有一個很有名的處方叫做石斛夜光，就是表示晚上都可以看得到。我用杞菊黃地，用加味逍遙散，然後用磁珠丸，吃了以後飛蚊症好了，快者大概二十天，慢者大約兩個月，幾乎都改善了。這種磁珠丸不僅治療飛蚊症，還可以治療精神分裂症。

中醫辨證論治更明確

現代科技發達，尖端的儀器有的甚至價値幾十億，但科技愈發達，人類的疾病愈有許多奇怪症狀出現，縱使檢查出所以然來，也還是無能爲力。我有個小男生病例，一出生眼珠顏色就和五、六月間的龍眼肉一模一樣，原來是第十八對染色體發生變異。另外心臟也有缺損現象，容易導致缺氧，呼吸變得急促。由於氧氣供應不到大腦，像這樣的孩子，西醫就很武斷的說大概活不到兩歲。事實上，我接觸到的很多病患，即便透過最尖端的儀器，還是找不到發生的原因。

不過，老祖宗累積相當多經驗，可以有所對策。譬如有個吳先生，他六月二十八日到香港，在中正機場上飛機時，一切狀況良好，到香港啓德機場要下飛機時，竟然兩腿完全無力不能走路，整個癱了，只能坐著輪椅回來。回到竹東後，他找了一個大夫看，吃了三天藥，完全沒有改善，且一滴尿都尿不出來，找不到原因。七月十四日只好住進醫院，一直住到九月二十六日，整整兩個月又十二天，從電腦斷層到脊椎穿刺，所有該做的檢查都做了，就是找不出原因，浪費了多少醫療資源。他十月二十八日來找我，這類症狀老祖宗稱爲痿症，文獻裡就講「陽明無熱不成痿」，六月是溫度最高的季節，因爲天氣熱，一百個人裡面一定會有六、七成的人，貪圖口腹之慾，嗜吃冰涼的東西，六、七月濕氣又重，濕熱結合在一起就變成痿症。

治痿要從陽明經治療。陽明經包括腸胃、脾胃，手陽明是大腸經，足陽明是胃經，脾胃主四肢。從陽明經這個角度思考，處方用藥也是從健脾胃出發，有個方叫二妙散，蒼朮、黃柏叫二妙散，因爲實在很妙，不要小看兩味藥，用起來很靈光，很神奇，所以稱二妙。加了牛膝就變成三妙，再加薏仁就變成四妙。我就用四妙散做基礎，既然運動神經傳導發生問題，再加些活血化瘀的藥如木瓜、丹參等；既然是因爲吃了冰冷的東西，就用溫性的藥驅除寒邪，配合當歸四逆湯。這位病患在醫院住了兩個月又十二天，用排尿管勉強把他的排尿狀況改善，醫師卻始終無法弄不懂下肢會痿軟無力的緣故。我從痿症的方向切入，來掌握、治療，藥吃到第三週就會走路了。老祖宗留下這種寶貴經驗，勝過於現在那些所有的尖端儀器。

◎輕鬆判斷腦膜炎、腦瘤

以腦膜炎來講，西醫一定要做脊椎穿刺，不做脊椎穿刺，根本不能確定是不是腦膜炎，但是中醫有一門學科叫溫病學，裡面很明確的指出，臨床上出現哪些症狀一定是腦膜炎：第一爲神昏；第二爲譫語，因爲人神志昏迷就會不別親疏，亂叫亂講話。一般腦膜炎常會有發燒的現象，當然也有不發燒的腦膜炎，不過比例上很少，大部分會出現四十度以上的體溫。既然溫度升高，就會影響運動神經傳導，臨床上會發現雖體溫愈高，手腳卻愈冰冷，稱爲肢厥。從神昏、譫語、肢厥、舌蹇這四個現象，就可以判斷有腦膜炎症狀。如果是男性，還會多一個症狀，就是睪丸會縮起來，稱爲囊縮。

歸納這幾個症狀，就可以立刻判定是腦膜炎，西醫要做脊椎穿刺、核磁共振、抽血檢查等，住院多少天才能把檢驗報告弄出來，中醫在一分鐘內，八個字、十個字就可以判定是腦膜炎，省卻多少醫療資源，縮短多少治療的過程，又快速，又簡單，又方便。

中醫的發展，在八〇年代，大陸就有感於照現代醫學的發展方向，中醫可能不保，爲什麼？中醫院裡設電腦斷層、洗腎機、X光、核磁共振等，醫師完全不會辨證，得靠儀器、抽血檢查才能斷定疾病，這種情況我常開玩笑，或許有一天帶著所有的醫檢師罷工，所有醫師就癱瘓掉，不會看病了。

再以腦瘤爲例，有個年輕女孩常常頭痛，就懷疑自己會不會是長腦瘤，因爲她的長輩就是腦瘤開刀往生的。我說我在一分鐘內就可以確定你有沒有腦瘤：當頭痛如錐子似的刺痛，痛起來時視線一片模糊，嚴重的話會嘔吐，這類狀況就要注意了，需要進一步做核磁共振、電腦斷層，有可能眞的長瘤了。

到目前爲止，我在一家醫院看到有六例，其中有個六十二年次的戴姓男生，一年內就開了兩次腦，到現在已經開了四次。形成腦瘤也與飲食文化有關，激烈運動完之後，喜歡吃冰涼的、沖冷水，一定會出狀況，因爲運動完後，血管是擴張的，一吃冰冷一沖涼，神經血管馬上收縮，如同橡皮筋用力拉會斷掉，氣球吹到底會爆掉，或者玻璃杯先裝熱開水、倒掉再裝冰開水會破掉一樣，有的人運氣不好，腦血管就破裂了。

◎尿道炎無所遁形

再拿尿道發炎來講，如果到醫院求診，一定要做細菌培養，當下腹感到脹脹的，一直想尿尿，有尿不乾淨的感覺，小便次數頻繁但量少顏色紅紅的，嘴巴很乾，就是標準的尿道發炎。

有個張老太太，六十幾歲，每天還騎腳踏車送報紙，有一天她到菲律賓旅遊，回來後就完全尿不出來。因爲菲律賓很熱，一熱大家就想找冰涼的東西，一喝下去透心涼，很爽，完蛋了，回來以後完全不能尿，在一家醫院住了十九天，沒有用；又換另一家醫院住了三天，還是沒有用。我給她開豬苓湯加桃核承氣湯加懷牛膝、車前子、冬葵子、木香，就這樣一包，尿尿就出來了。

一直想解大便，肛門有下墜感，甚至有灼熱感，肚子會絞痛，解出的大便像熬得稠稠的稀飯一樣，就是腸炎；有的是急性的，有的是慢性的，解在馬桶裡沖都沖不掉，附著在馬桶上的，通常是慢性腸炎。急性的發作時來勢洶洶，當然還是要加上飲食判斷。

有一年，我們有十幾個同道中午聚餐，吃海鮮，又喝冰啤酒，因爲我的腸胃不適應冰冷的東西，回家後，到半夜肚子絞痛，想拉拉不出來，想吐吐不出來，吃了平胃散沒有用，吃了芍藥甘草湯還是沒有用，索性把它挖掉（催吐法或稱探吐法），上面一通，下面就不可收拾，一個小時拉了二十次，褲子剛穿好又想拉，也不用起來了，索性就坐在馬桶上。最後我找了一根艾條，對著肚臍灸，灸一灸後不到兩個小時，痛也緩和，拉也改善了。沒有吃藥，就用艾條灸一灸，可見土法煉鋼也有土法煉鋼的專長。

臟腑之間相互影響

歷代名家根據老祖宗千百年來的臨床經驗，分類歸納人體的經絡腑臟顯示的不同症狀，建立不同的辨證體系。透過五臟六腑的叫臟腑辨證，當五臟六腑出現不適時，首先在體表臨床上表現出來，透過病患所說的症狀，立刻歸納老祖宗傳下來的寶貴經驗，就能找出問題癥結，針對肝、心、脾、肺、腎、膽、小腸、胃、大腸、膀胱等特定症狀醫治，這些資料，在最古老的中醫文獻《黃帝內經》裡就有很具體的描述。

疾病與身體臟腑的對應關係方面，老祖宗大約在兩千多年前就已經分類、歸納得很完整：肝、心、脾、肺、腎通稱五臟，加上肝與膽（消化系統）、心與小腸、脾胃與大腸

（消化系統）、肺與大腸（呼吸系統）、腎與膀胱（排泄系統），再加上掌管心臟功能的心包絡經及未發現有對應器官的三焦經。

◎經絡辨證

依鍼灸經絡系統分類者稱爲「經絡辨證」，十二經絡及奇經八脈，每一經脈都有臨床見證。每條經絡有每條經絡的症狀，人體每一根手指都有一條經絡，每一根腳趾也都有一條經絡，像大拇指是手太陰肺經，食指是手陽明大腸經，中指是手厥陰心包經，無名指是手少陽三焦經，小指是手少陰心經。每一經絡都有一定的行走路線，譬如仁愛路就是從總統府到市政府，身體內有條路叫手太陰肺經路，有條路叫手陽明大腸經路，我們可以把一條經絡當一條路看待，每一站牌當一個穴道看待。每一條經絡都有聯繫的器官，手太陰肺經從中府到少商，手陽明大腸經從商陽到合谷到迎香，身體上很多器官、組織與經絡都有連帶關係，單獨經絡系統的辨證，叫經脈系統或經絡系統的辨證。

《黃帝內經．靈樞》第十〈經脈篇〉中，把十二條經絡從哪裡到哪裡都叙述出來，然後描述每一條經絡有哪些病，有兩種，一種叫「是動病」，一種叫「所生病」。我通常都會要求學生一定要把是動病與所生病的經絡起始記得很清楚，譬如大拇指、食指如果痲痲的，就聯想到和手太陰肺經、手陽明大腸經一定有關係；有人中指彎不下來，彎下來了又起不來，肯定和手厥陰心包經有關係，西醫說這叫扳機指，我就叫病患去問醫師，他當兵時是不是用中指扣扳機，你說食指不能彎起叫扳機指還有話講，哪一個人用中指扣扳機的，這很明顯就是手厥陰心包經，與心臟有絕對關係。

有個捷運工程局員工告訴我，他一個星期的睡眠時數不超過二十個小時，他來找我看不孕症，就有手指不會反彈的情形，我告訴他我不開藥，叫他先回去調整睡覺時間。想想看才二十幾歲，一個星期睡不到二十個小時，縱使精蟲數量夠，速度也不夠，當然懷不了孕。所以我告訴他，人太累了，就會消耗心臟，血液送不到手指，手指的運動神經不靈光，就不能彎曲了。

如果人太累，胸腔會痛，趕緊刺激中指指溝邊的中衝穴，用力捏，捏得很痛，甚至痛到哇哇叫就甦醒過來了，這是一個非常好的急救穴。人中也是一樣，人中是任脈的一個穴道，是顏面神經叢和三叉神經叢的交會點，而且離腦袋特別近，一刺激就跑到腦袋來。以前的人說人中長東西不可以隨便摳，古代的人沒有細菌觀念，手髒也亂摳亂弄，這麼一摳就感染細菌，帶到腦袋去。所以人家說長人中疔很可怕，其實不盡然，就看能不能防範。

上牙齦是足陽明胃經，下牙齦是手陽明大腸經，牙齦腫、牙齦痛與腸胃有絕對關係。熬夜、吃燥熱的食物，很多人牙齒就出狀況，牙齦有問題肯定和腸胃有關。

◎辨證寒熱虛實

中醫把經絡系統的十二個經絡全部列舉出來，還有其他各種不同的辨證方法，即所謂的「八綱辨證」，這其實已經涵蓋了經絡系統辨證，因爲經絡系統和臟腑系統，就涵蓋了陰陽表裡寒熱虛實。陰陽表裡寒熱虛實這八綱辨證是比較高的層次，底下才分出不同系統的辨證，有六因辨證、七情辨證，事實上，那屬於病因學，不是辨證論治。爲什麼會生病，有內因有外因，那又不同了，不要小看老祖宗不斷觀察、不斷體驗累積濃縮的寶貴知識。

人自己可以辨證體質的寒熱虛實，還分肝、心、脾、肺、腎的寒熱虛實。譬如說亂做夢，眼睛紅紅的，頭皮昨天才洗今天就癢了，耳朵常常轟隆轟隆的叫，嘴巴很乾，經常嘴巴發炎，嘴巴破，舌頭破，嘴唇乾裂，還會脫皮等，都可以用來論斷。

有一個銀行員，夏天嘴巴乾裂，脫皮脫到像保鮮膜那樣可以一層一層的剝，體重驟減二十公斤，卻找不出原因，做過胃鏡、大腸鏡的檢查也查不出來。中醫來看就太簡單了，因為脾胃開竅在口唇，百分之百是脾胃病。西醫認為檢查後沒有潰瘍，沒有穿孔，也沒有出血，就是正常，不是很怪嗎？明明體重減了二十公斤還說沒病，豈不是笑話？中醫以瀉脾熱的藥就可以改善。

尿尿量很少，顏色很深或紅紅的，所謂小便短赤，大便便秘，手心腳心都感到燙燙的，就是實熱證。嘴唇蒼白、面無血色，嘴巴裡都淡淡的，沒有食慾，口水很多，整個人消瘦，手腳冰冷，大便不成形，每天要跑好幾次廁所，尿尿很多，顏色白，這是虛寒證。認證就這麼簡單。

睡覺亂做夢，喜歡生氣，耳朵轟隆轟隆的叫，嘴巴苦苦乾乾的，胸口悶悶的，常常會抽筋，尿尿的顏色是咖啡色，你說這是什麼病？這是肝病。眼睛紅紅的，因為肝開竅在眼睛，肝主目，人體裡的器官只有膽會苦，口苦咽乾就和肝有關，所以肝火旺的人，總是眼睛紅紅的，長眼屎，喜歡生氣，胸口悶，睡不好，亂做夢，嘴巴苦乾，尿尿黃黃的，甚至是咖啡色的，這就是肝火，就是肝發炎了，肝指數一定是上升的，只要用瀉肝的藥就可解決。實證用龍膽瀉肝湯，更嚴重的話當歸龍薈丸，也可以用逍遙散、小柴胡湯、大柴胡湯、茵陳蒿湯，全部都有消炎作用，因為小柴胡湯有黃芩，茵陳蒿湯裡有梔子、大黃，大柴胡湯裡有黃芩、大黃，都是消炎藥，一吃症狀就消失了。

頭痛爲何要醫腳？

《內經》有一個治病的原則，就是上病下治，所有重金屬的藥都有重墜效果，會往下發展。以苓桂朮甘湯加懷牛膝、車前子治療眼壓過高，眼壓過高病在上，車前子藥效往下走，所以病在上取之下，上病下治。頭痛根本不用任何頭痛的藥，只要腳部扎一針好了，所以叫做頭痛醫腳。

◎上病下治與下病上治

上病下治是《內經》的治法，包括針灸，包括處方用藥，靈光得不得了。胃下垂、子宮下垂、脫肛等，都屬於病在下，那要取之上。所以在百會穴用艾條灸，一灸胃下垂復原了，子宮下垂、脫肛也一樣，在百會這一灸，叫下病上治。

這就好比說地球是個小天地，人也是一個小天地。今天這個圓球在某個地方有了一個凹洞，有兩種處理方式，一是直接從凹洞把它拉起來，我們灸百會，用黃耆、人參、升麻等藥材，就像讓身體的凹處浮凸；另外一個方式，是從相反的角度推進去，一推就回正。西醫會這樣想嗎？它們採取對抗療法，你發燒我就退燒，你肚子痛就讓你不痛。

蘇〇儒在醫院做抽血檢查，白血球十二萬，肚子痛，發燒，評估可能胃穿孔，七月二十號來看我的第一診，七月二十二號二診，七月二十五號就去香港出差了，我們不是說，你就算穿孔，我也不要開口，既然有破洞，就修補。中醫你愈接觸，就愈發現老祖宗太了不起了，它在二千年前就有科學的思考。所以眼壓過高，別的眼科藥都不要用，光苓桂朮甘湯加懷牛膝加車前子，眼壓就下來，快者三天，慢者五天、一個星期它就下來了。

◎異病同治與同病異治

傳統醫學中，根據不同的症狀卻可用相同的處方，這是「異病同治」的原理。以肺而言，因「肺爲相傅之官」，所以人體之動態平衡與肺息息相關；又因「肺主皮毛」，所以體溫要維持恆定必須藉由皮膚、毛細孔的開闔加以調節，部分體內代謝廢物也由此排泄；又「肺開竅於鼻」、「肺主氣化、主清肅，又爲水之上源，與大腸爲表裡」，所以人體代謝的水份及糞便雖然是經由排泄系統完成，卻必須由「肺主氣」產生的動力壓縮才能完成；「肺主聲音」，所以語言相關疾病也與肺有關。

所以頭皮屑、頭皮癢、打鼾、氣喘、皮膚搔癢、肺炎、百日咳、慢性鼻炎、急性結膜炎、便秘、遺尿等，都可以用麻杏甘石湯加味治療；也就是說，臨床出現的症狀和所舉例證相符，運用相同的方劑藥物，可以治療不同疾病，就是「異病同治」。

傳統醫學的另一特色則是「同病異治」。以頭痛爲例，依照辨證，頭痛的原因可能由外感風、暑、濕、燥、寒、火六淫之氣所引起，也可能是因爲喜、怒、憂、思、悲、恐、驚七情所致，或者因爲飲食消化不良、勞倦、體力透支，及意外撞擊傷害、腦部長瘤等。原因不同，所用的治療方式也不同，比如傷於風寒之邪，就要用辛溫解表法，選擇桂枝湯、麻黃湯、大小青龍湯加減；中暑引起，就要清熱生津，選用白虎湯、白虎人參湯、生脈飲、益元散等；至於中濕，就要健脾利濕，從五苓散、茵陳五苓散、豬苓湯、眞武湯、防己黃耆湯中選用。這就是「同病異治」。

儘管現代科技昌明，醫藥發達，多數疾病都可以找出病因，予以診治，但是中國老祖宗的智慧還是令人歎奇。老祖宗從千百年來與疾病的鬥爭中，體查出臨床見證與人體經絡、臟腑的關係，只要臨床上出現某些症狀，就可以確診爲某經或或臟腑的病變，據以治療。只要「辨證論治」清楚，既節省許多不必要的檢驗時間與醫療資源，更可以立即掌握病情，拯危急於俄頃。所以我一直認爲，人人都可以學習認識自己的身體，自我辨證，知所趨避，醫療效果當然就更好。可惜的是，老祖宗累積的豐富與實用的藥食、方劑，因爲西風東漸，國人缺乏認知，又沒有深入瞭解就認爲是不科學而予以排斥，實在遺憾。

認識身體經絡臟腑，瞭解自己的體質，配合四季時序調理飲食，理解藥食的寒熱屬性，其實人人都可以做到相當不錯的養生保健。無論醫療或養生，我始終強調的就是「簡便廉效」，回歸自然飲食，拒絕冰冷、人工添加物等的侵襲，用最簡單的方式從飲食、穴道等做好保健，運用生活裡唾手可得的物料，不迷信昂貴藥材，輕輕鬆鬆就可以達到身心健康，精氣充沛！

第1篇

一般症狀

1 感冒

過去大家都說感冒是小病，不吃藥也會好，不過現在情況不一樣了，因爲環境丕變，感冒引起的併發症，不但可能致人於死，也有導致植物人的病例，絕對不可掉以輕心。

一人感冒，衆人遭殃

根據衛生署預防研究所的觀察，台灣地區因爲天氣比較潮濕，居民特別容易感冒。以前多半在天冷多雨的冬末春初之際流行，因爲濕冷氣候有利於流行性感冒病毒繁殖，而且一般人較疏於防備就容易感染。

現在由於國人普遍使用冷氣，而且居住空間狹隘，夏季多半門窗關閉，不但利於病毒滋生，又在密閉環境中循環、流竄，以致辦公室或大樓裡，只要一有人感冒，就全部遭殃。

不但如此，因爲感冒病毒的潛伏期很短，一旦有人感染，其他人被傳染後很快又發病，容易重複感染，很久都好不了，無形中身體的抵抗力也降低。另外，大廈大多使用中央空調系統，讓病毒的傳播力更爲驚人。感冒實在愈來愈不能輕視。

夏季流行性感冒愈來愈猖獗的另一個原因，是冷熱溫度差異過大，身體難以適應。以上班族爲例，辦公大樓內的冷氣往往開到要穿外套，但是室外艷陽高照，氣溫高達攝氏三十幾度，進進出出，先極冷後極熱，鑽進車裡又是冷氣猛開，冷熱不定，把身體的自然調節系統攪亂，也使得感冒的機率大增。

以國內情況而言，一般以A、B型感冒居多，這兩型感冒的症狀相當類似，但比一般感冒嚴重。一般感冒在感染後，一到三天就會發病，剛開始的症狀多半是發燒、頭痛、倦怠，甚至出現咳嗽、流鼻水、全身痠痛、拉肚子、噁心等。A型流行性感冒的症狀比較嚴重，尤其發燒、全身痠痛的情形更是令人難過，有些患者甚至連續高燒九天、十天。令人氣結的是，A型病毒的變異性很快，多數人都難以產生抗體，所以只要A型感冒一流行，人們往往無一倖免。

感冒雖然是小病，但對於老年人、嬰幼兒及心肺功能較差的人而言，極有可能併發其他疾病致死。因此要呼籲，家中如果有抵抗力較差的人，流行性感冒肆虐期間，最好不要進出擁擠或密閉的空間，以減少感染的機會。

另外值得注意的是，在幼兒身上還有一種初期症狀類似感冒的疾病，稱爲雷氏症候群（Reye's syndrome），依據醫學文獻記載，雷氏症候群的高峰期應在六到十一歲之間發病，但國內的病例多半在週歲左右。初期症狀與感冒類似，差別在於患者呈現躁動不安、嗜睡的現象，大約一星期後，感冒症狀慢慢消失，接著出現抽搐、昏迷，這時候就很難救治了。事實上，這病症不難辨證，只要細心一點，發現幼兒感冒後既嗜睡又躁動如酒醉，檢查後發現腦壓升高，立刻予以降低腦壓，則病情十分樂觀；要是一再拖延，錯過治療時機，腦部一旦受壓迫過久，致死率高達五〇％，即使勉強救過來，也可能造成腦性痲痺，造成植物人，成爲永遠的遺憾。

風邪、暑邪、濕邪、燥邪、寒邪

其實四季都有感冒之苦，中國老祖宗說「風爲百病之長」，傷風感冒的「風」，其實只是一個代表，它是「傷於風邪、傷於暑邪、傷於濕邪、傷於燥邪、傷於寒邪」的簡稱。由於外界氣候、溫度會隨季節而不同，所以一年四季，人都難逃感冒的侵襲。

感冒的「冒」也是「觸犯」的意思，人在大自然中，隨時都有觸犯風邪、暑邪、濕邪、燥邪、寒邪的可能。例如夏天在外面曝曬、出汗太多，血液變黏稠，很多人會中暑，就是暑邪；戲水、淋雨造成的感冒，夏秋交替的梅雨季節或居住在濕氣重的地方，容易產生筋骨、關節不舒服，屬於濕邪；秋高氣爽，濕度低影響鼻膜分泌，人們會感到鼻子乾、眼睛乾等，就是燥邪。

俗話說：「柿子挑軟的吃。」細菌、病毒也是找抵抗力弱的部位著手，因此產生不同的感冒症狀，例如一感冒就容易咳嗽、喉嚨痛，表示喉嚨氣管的抵抗力比較差，平常就應多調養，而不是等到症狀出現才吃抗生素或消炎劑解決。對抗感冒最有效的方法，就是增強自己的免疫力，抵抗力強的人不容易感冒，即使罹患感冒也較快痊癒。平時聽說的感冒要多補充水分、營養和多休息，其實都是增強抵抗力的手段。

中醫治感冒輔正為先

中醫治療感冒，主要從輔助抵抗力著手，稱爲「輔正」或「補正」。「正」就是指正氣，也就是抵抗力、抗病力。古書說：「正氣存於內，邪不可干。」就是說體內存有正氣，外來的病邪就沒辦法干擾我們；抵抗力較強，就不懼風邪。兩千多年前，老祖宗

對症有方

桂枝湯

桂枝湯爲仲景方之冠，從這方衍生的方劑不可勝數，且每個變方都有專門治療的症狀。桂枝湯由桂枝、芍藥、生薑、甘草、大棗組成，適用於急性傳染病、流行性感冒，尤其是體質虛弱的感冒者、怕風寒、發熱、頭痛以及骨節痠楚有汗的人。

臨床上以桂枝湯爲基礎方，加減以穩固療效的處方很多，包括以桂枝加桂湯治療經不癒的頭痛，桂枝加黃耆治療季節變換性的過敏性鼻炎，當歸四逆湯治療末梢循環障礙與預防凍瘡，黃耆建中湯治療十二指腸潰瘍，加味黃耆物湯對多發性關節炎的治療。

就已發現「大風苛毒，弗能加害已也」，「苛」指有毒的小草，也指空氣中許多看不見的病毒細菌，也就是如果本身的抵抗力強，有毒的小草及大風也不能加害於人。

其實，現代人也早就體驗到「預防重於治療」、「食療重於藥療」的觀念，不過大多數人沒有眞正瞭解意義確實執行。多數人以爲食補就是進補，其實飲食均衡、不偏食才是重點。平常可以用溫和的中藥調養體質，像黃耆、甘草、人參可以每日含服，或沖泡當茶飲，都有助於提昇免疫力。

人體三大免疫系統

免疫系統是對抗疾病的防線，我們很多沒有表現在外的不舒服現象，其實就是免疫系統發揮功能的結果。例如，發燒或傷口紅腫熱痛，代表免疫系統正與外來細菌、病毒作戰，傷口周圍的膿，就是白血球或細菌的衆多屍體堆積的結果。

人體的免疫系統主要分布在淋巴組織，又可大分爲三部分：頸部、腋下及鼠蹊部。

◎頸部淋巴組織

頸部淋巴組織是對抗感冒病毒的第一道防線，主要爲抑制細菌、病毒蔓延到其他器官組織，感冒時常見的扁桃腺發炎或頸部淋巴腫大，其實就是正在作用的抵禦現象。臨床上有許多感冒會引起頸部出現一粒粒疙瘩的病例，這種淋巴結平常不會出現也摸不出來，一旦感冒，或者吃太燥熱食物如炸鷄等，就會發作；如果感冒時還不忌口，照吃油炸類等容易火氣大的食物，頸部淋巴結腫大就會更嚴重、更厲害。淋巴結也有可能是癌症警訊，總之要多加留意。

對症有方

麻黃湯

中醫最常用來治療感冒的是桂枝湯與麻黃湯。麻黃湯是仲景方中開表逐邪、發汗的第一峻藥，由麻黃、桂枝、杏仁、甘草組成。麻黃可以鬆弛肌肉組織、散寒；桂枝辛溫，能把風邪引出肌表；杏仁苦甜，可散寒而降氣、化痰、解除痙攣，且具鎮靜作用；甘草可以發散而和中。只要患者出現外感風寒、流行性感冒、肺炎、支氣管炎、鼻竇炎、鼻塞，還有腸熱病、膀胱炎、關節風濕等，都可以使用麻黃湯。

我曾有位患者，小學六年級的女生，高燒一個多月不退，淋巴組織甚至腫大蔓延到肩膀，醫院做了各種檢驗及化療都無法改善，最後轉到大型教學醫院做組織切片，發現不是惡性腫瘤，但是也治不好。父親帶她來找我，我判斷最初可能只是淋巴結免疫的自然機轉，後來因爲醫院施予各種化療，反而破壞身體的血液成分，使體內免疫系統誤以爲外物再度入侵，而加大反應強度，所以每做完一次治療，情況就更糟。我開給她清熱、活血化瘀的藥，並囑咐少吃燥熱食物，不久即好轉。

中醫的看法是，如果頸部淋巴組織腫大是由發燒引起，蔓延到肩膀腋下，引發肋間神經及肋膜的問題，純粹用寒涼藥物未必有效；如果用小柴胡湯或由小柴胡湯發展出來的逍遙散（見213頁）等處方，會有不錯的效果。

◎腋下淋巴組織

這是人體的第二道防線。感冒病毒如果從頸部繼續向下發展，便會侵犯腋窩淋巴結，中醫臨床上稱為「腋疝風」。高雄有位鍾先生，因傷風感冒導致腋窩下長了個蛋黃大小的淋巴結，到醫院診療後，醫師建議割除；之後，每次感冒腫瘤就再發，長到像乒乓球大小，再割又復發得更大。如此動了好幾次手術，最後整隻手臂切得體無完膚，我看得都很同情，但也回天乏術。

◎鼠蹊部淋巴組織

鼠蹊部位於大腿內側生殖器兩旁，是人體的第三

對症有方

小柴胡湯

小柴胡湯裡有人參、甘草，加枳實、大黃就是大柴胡湯，一個作用在虛證，一個作用在實證。小柴胡湯再變化，有柴胡加芒硝湯、柴胡桂枝甘將湯、柴胡龍骨牡蠣湯等；也可以變化成四逆散、變成黃芩湯；後代常用的逍遙散、龍膽瀉肝湯也都是從小柴胡湯變化而來。

道防線。當傷風感冒、過度疲勞或走太多路時，就會出現硬塊，並且紅腫熱痛。由於和疝氣的症狀相像，常被混爲一談，實際上兩者大不相同。

依我的經驗，凡是感冒引起的淋巴結腫大，除了用小柴胡湯之外，可以加天花粉、浙貝母、青皮、夏枯草等散結的藥。

除了三大防線之外，在人體胸腔也有很多淋巴組織。淋巴的作用是負責將血液輸送到身體個組織器官及末梢，一旦感冒發燒，腺體腫大，會造成淋巴組織液回流障礙，出現胸悶、甚至灼熱現象。這時候中醫用金銀花、連翹等藥物，有相當的抗病毒效果。如果胸脅苦悶，有壓迫感及缺氧現象，大都與心肺有關，因爲心臟負責輸送血液，肺臟負責氣體交換，有時傷風感冒過久不癒，影響到胸腔淋巴系統，病人若是原先即有心臟較弱的現象，心臟病出現的機率也會增加。我建議心臟病患者在傷風感冒時，考慮用生脈飲、四逆湯、炙甘草湯（見下頁）等，可以一兼二顧。當然，高血壓、尿毒等病患者，對付感冒也要有相對考量。

由於現在科技進步，經過濃縮萃取藥材中的有效成分，製成粉劑或細小顆粒狀的科學中藥，藥效不亞於傳統藥劑，簡便廉效當然好用。

- **生脈飲**：以人參、麥門冬、五味子一起煮飲，或沖泡來喝。
- **四逆湯**：包括炙甘草、乾薑及附子。
- **炙甘草湯**：其中包括桂枝、炙甘草、人參、麥門冬、火麻仁、地黃、阿膠、大棗、生薑、清酒。

對症有方

扁桃腺炎

扁桃腺炎和支氣管炎，都是感冒時常見的上呼吸道症狀。扁桃腺位於咽喉兩側，形狀像蠶豆，功能像門神，是把守體外病毒入侵的第一關。扁桃腺炎大多由腺病毒引起，一般人的咽部及扁桃腺中，本來就有或多或少的病原體，身體功能正常時不會發作，然而一旦免疫力下降，尤其氣溫變化較大時，體內的病原體即大量繁殖，體外的病毒又乘虛而入，負責把關的扁桃腺就會起來對抗，人體於是發現發炎、扁桃腺腫大或鼻黏膜、呼吸黏膜受傷，通常還會發高燒；嚴重腫脹時，會導致呑嚥困難，影響進食，如果影響到腸黏膜，還可能拉肚子。

扁桃腺是身體免疫系統的第一關，除非非常不適，時常化膿、發燒，否則不要任意切除。其實，此症在自療方面並不困難。如果因爲感冒或發音方式不正確，導致喉痛

對症有方

百合固金湯

組成藥味有生地黃、熟地黃、麥冬、百合、芍藥、當歸、貝母、生甘草、元參、桔梗。都是潤燥滋陰的藥，但是也具補養效果。除了對扁桃腺有效，對因接受化學治療、放射線治療之後導致的毛髮脫落、身體乾黑、咽喉如火燒等情況也適用，不但有補水作用，又可以修補黏膜組織。

聲啞，可以用冰糖調蛋白，以熱開水沖泡飲用；或以枇杷、川貝、沙參或百合固金湯治療。

雖然喝澎大海加羅漢果對改善聲啞也有效果，但是女性如果飲用過多，可能會增加白帶分泌量，倒不如口含甘草片，不但可以修補嘴中的潰爛，還能保護口腔黏膜；含黃連片或黃連粉也很好，只是有人嫌苦。我認爲黃連藥性苦寒，如果用量不當反而會有大熱，也就是「多服黃連反從燥化」，所以自己治療時最好不要輕易嘗試，我主張還是口含甘草片，效果好又沒有副作用。

百合固金湯在《醫方集解》裡列爲補養之劑，主治肺傷咽痛，喘嗽痰血，特別是對痰中帶血的病症，效果尤佳。因爲肺金受傷，則腎水之源絕；腎脈挾咽，虛火上炎則咽痛；火上薰肺，故喘嗽；而痰是因爲火生，血乃因火逼，都是「火」過大引起的。

喉嚨發炎

人們常以「咽喉」形容喉嚨，如有不適也以「喉嚨痛」概括，其實「咽」和「喉」是不同的，咽指食道，喉爲呼吸道，而傷風感冒引起的喉頭發炎，包括食道、呼吸道、甚至會厭都會腫大，一腫大咽喉就會堵住，連流質食物都不容易進入，相當難受，嚴重時還會有生命危險。

事實上，咽炎和喉炎有些不同。慢性咽炎多爲急性咽炎反覆發作而得，症狀包括各種咽部不適，如發癢、灼熱、微痛、有異物感等，痰液黏稠而且常引起咳嗽，各種鼻病、慢性病或環境刺激也可能導致慢性咽炎；慢性喉炎的症狀主要爲聲音沙啞、難聽、甚至失音，誘因與咽炎相似；嗓子使用不當或發聲方式不對，也容易出問題，所以以靠聲音吃飯的老師、演講者、播音員等，更是要多注意。

事實上，在咽喉炎初起的時候，用些甘草片或黃連片或甘桔湯（見52頁）含在口中就可以改善。要避免使用含精油成分的薄荷或冰片等口含片製劑，它們會使口腔或喉頭黏膜層的水分蒸發，更加乾燥。

針對呼吸道的發炎症狀，最常用的處方就是甘桔湯，很符合簡便廉效原則，因爲只有甘草、桔梗兩味藥。經曰：甘桔湯「治少陰咽痛、喉痹、肺癰吐膿，乾咳無痰，火鬱在肺；亦治心臟發咳，咳則心痛，喉中介介如梗狀。」臨床上，許多呼吸系統的治療方劑，都是以甘桔湯加減而成。

預防為最上策

感冒時多喝水、多休息，是恢復健康的不二法門。平時最好攝取大量水分，不可常熬夜，此外，注意個人衛生，感冒流行旺季避免出入公共場合等，都是預防感冒的積極做法。

◎勤洗手，多漱口

人類靠雙手接觸各類物品，因此沾染病菌的機會相對提高，如果以帶著病菌的手揉眼睛、接觸口鼻，無異於為感冒病毒大開方便之門，製造入侵機會。所以隨時隨地常洗手，就是最佳基本預防之道。

呼吸道也是病毒入侵的途徑，要有效預防，外出回來就漱口是很重要的。漱口可是要講究技巧的，不僅要讓水在口腔中沖刷，更要漱到喉嚨中。方法是含一口水，漱漱

對症有方

甘桔湯

甘桔湯中的甘草有消炎、修補作用，桔梗性味苦、辛，性平，有化痰止咳、利咽開音、宣暢肺氣、排膿消癰的功能。用於外感痰多咳嗽、咳痰不爽、風熱咳嗽、痰多胸悶、咽喉腫痛、聲音嘶啞、氣滯胸悶、小便不利、大便秘結、肺癰、胸痛、咯吐黃痰、膿血等。還用於泄瀉、痢疾、大便失調。平常保養或症狀輕微時很實用。

口，再仰頭，盡量漱到喉嚨中，才可以將部分細菌沖出。平常時間以開水漱口即可；如果是在感冒流行期間，或進出醫院等較易被感染的場合，在開水加半茶匙鹽巴，以鹽開水漱口更理想。如果再外停留時間較久，不方便漱口，隨身攜帶鹽橄欖、鹽話梅、無花果等鹹乾果，口乾舌燥時含一顆，也有殺菌效果，回家後再趕快用鹽水漱口並喝點熱茶，就行了。

◎經常運動

早就有許多醫學報導指出，適量的運動有助於改善感冒症狀。最好平時就建立運動的習慣，可以增強免疫力；就算感冒了，也不要中斷平時規律的運動，可以減緩速度，其實更有助於痊癒。

不過，很多人不注意保養，運動後反而容易感冒。以中醫的立場看來，激烈運動之後，身體為了排汗，毛細孔舒張，全身放鬆，風邪很容易乘虛而入，如果沒有及時擦乾汗水，就可能受涼。

同時，激烈運動後不宜用冷水沖洗身體，也要避免立刻灌飲大量冰水或其他冰品，否則很容易傷害呼吸系統，甚至引起運動傷害。

我的患者中，曾有一位國二學生，放學後和同學在操場比賽足球，踢得滿身大汗後就一票人到冰店喝冰水吃冰，還用冷水沖涼，由於劇烈運動後血管、神經都成擴張狀態，尚未平復就遭受大量冷水刺激，影響神經系統，忽然一隻腳就不能動，另一腳也沒力氣。送醫院觀察三天，情況沒改善，家長著急了，轉到另一家大醫院。又住了三星期，經過各項檢驗、治療還是沒起色。這位學生的父親與我是舊識，找我姑且一試。我判斷這是因為運動後冷水突然刺激造成神經傷害所致，於是開了桂枝附子湯（組成為桂枝、白芍、炙甘草、生薑、大棗、加熱附子一枚），因為附子可以祛除寒邪並且可以刺激運動神經，與桂枝湯（見43頁）內的白芍搭配，「大熱有毒」的藥性不但被中和、化解掉，還可以止痛。患者才服用三包，就恢復走路了。

2 發燒

發燒的原因很多，感冒是毫無疑問的。為什麼會發燒？人體要維持體溫的恆定，我們從媽媽的肚子裡面出來，到生命結束，身體溫度都維持在攝氏三十六度半、三十六度八，頂多到三十七度。要維持體溫恆定，就要不斷燃燒本身的能源。大腦裡面有一個製造溫度產生熱能的中樞，每一分每一秒都在燃燒，製造溫度以維持體溫恆定，所以一旦有外感誘因，導致散熱與製造溫度不協調，體溫就升高。

感冒會造成散熱中樞與產熱造溫中樞產生不協調的現象，因此體溫就升高，所以感冒一定會發燒。便秘也會引起發燒。

除了感冒病毒以外，疾病感染也會造成發燒，人體裡各部位出現發炎現象，扁桃腺發炎、中耳炎、鼻竇炎等，也會引起發燒。有的人受到驚嚇，也會發燒，尤其是在幼兒科，我們處理過好幾例小 baby 莫名的發燒現象，查不出任何原因的，只好歸納在不明原因熱裡面。肺結核、風濕關節也都會發燒，但是肺結核的發燒，一定在每天下午三、四點鐘開始，差不多三點到五點、五點到七點；風濕關節的發燒，有時會整天，有些人會有時間性、階段性的發燒。

不明原因的發燒

不明原因的發燒，我看過幾例，有三年時間每天在發燒的病患，他在醫院看過病毒科、看過傳染病科都查不出原因。還有一個姓迮的女士，在醫院整整燒了一年九個月，查不出任何原因。

還有兩個醫學系醫科畢業的醫師，一個是小兒科吳姓醫師，在新竹勝利路開一家小兒科診所，大概燒了四個月的時間，從新竹當時的省立醫院轉院再轉院，連自己的母校也找不出原因，大概燒了四個月左右。他的姪兒是我的同事，要求我到醫院去看看他，我一去就問他兩個問題：第一，有沒有瘧疾？瘧疾也會發燒，發燒時會往來寒熱，早上發燒就不畏寒、下午畏寒就不會發燒，發燒與畏寒是截然分明的。第二，我問他有沒有罹患過肺結核？他很清楚回答說都沒有，然後我就開藥，大概吃了兩天燒就退，到現在已經最少超過十年以上沒有再發作。

民國八十八年，吳醫師的同班同學詹醫師，在中壢開一家婦產科醫院，同樣是發燒快一年，在醫院查不出任何原因。吳醫師情商我無論如何要幫忙。詹醫師每次發燒的時候，眼皮和嘴唇就會腫起來，這是一個很特殊的病例，我斷定問題癥結是出在腸胃消化系統，因爲人的上下眼皮和上下嘴唇都是由脾胃掌管。

中醫大略把眼睛分五輪：瞳孔屬腎叫做水輪，藍眼球屬肝叫做風輪，白眼球屬肺叫做氣輪，內外眼角的眥——也就是內外眥角——屬心叫做血輪，最後上下眼皮的肌肉組織屬脾叫做肉輪。治療眼睛除了按照這樣的五輪，還要依照八卦方位的八廓，八廓就是按照八卦方位：乾、坤、離、坎、震、巽、艮、兌。

既然上下眼皮和上下嘴唇都是脾胃管的，既然每次發燒眼皮和嘴唇都會腫起來，或許做醫學檢驗查不出腸胃有什麼異樣，但並不表示組織沒有問題，而是功能出狀況。所以我就開了一些作用在他的腸胃系統消化上的藥，吃了以後燒就退了，第二個星期就由家裡人陪同來我這裡看門診。

緩解發燒

發燒眞的有很多原因，還是不要自行處理。簡單說，你可以透過很多的方法，一般我們透過兩個方法，一個是化學方法，一個是物理方法。跑步讓身體出汗就是物理的方法，泡浴缸把水溫超過你的體溫也是物理方法，扎針、針灸都是屬於物理的方法。

化學的方法當然就是吃藥，因爲會引起體內的水份、血液產生化學變化，包括喝開水、吃熱湯麵、灑胡椒粉等，都屬於化學的方法。所以有的人外面淋了雨回來，趕緊喝一碗薑湯，因爲薑有增加熱能的作用，可以幫助你驅除風邪、寒邪。

退燒

要不要退燒？可以啊，喝熱開水，喝鹽開水，吃豆豉和蔥，我常常介紹這個方。我曾經在信義路的佛教機構上課，有位洪老太太，從民國七十七年開課，就一直上課到八十五年的九月份結束課程。有一天她拿豆豉和蔥給孫子吃，一吃他的感冒鼻塞、流鼻涕、頭重重的症狀全都好了。

這兩樣都是高營養的東西，蔥爲百合科植物，切開的時候會有流眼淚反應，因爲裡面有精油成分，會刺激鼻腔黏膜和淚囊，鼻子眼睛一受到刺激，眼淚鼻涕就不流了。豆豉是黑豆發酵的，含植物性蛋白質和脂肪、碳水化合物和纖維質，營養成分非常高，兩樣一起煮，一方面有精油讓你發散，一方面補充營養以增加抵抗力。

老太太給孫子吃這個治好感冒，隔了四天小孫子的喉嚨痛，兒子、媳婦就怪老媽，叫你不要亂搞你不聽，結果你看喉嚨痛起來了。老太太很篤定，就把孫子叫來，問他，你這幾天是不是吃了很多龍眼，小孫子猛點頭，她把兒子、媳婦叫來，你問問自己的兒子，他喉嚨痛是吃蔥豉湯來的，還是吃龍眼來的。兒子、媳婦這下沒話說了。

3 咳嗽

口腔裡有咽喉，一個主呼吸道，一個主消化道。胃濁脾濕是咳嗽的大本營，這是《內經》講的，所以老祖宗在兩千年前就知道，治療咳嗽，八成以上都是從腸胃調整。中醫直接從呼吸管道治療的，大概只占兩成左右，大部分都從腸胃調整比較多。

美國有家大學的醫學中心，曾經得出一個研究結論：治療咳嗽八〇%都是從腸胃系統著手，只有吸煙者才直接從呼吸系統調整，我一看這報導就會心一笑，中國老祖宗在兩千年前早就已經發現「胃濁脾濕」，老祖宗的智慧還眞不是蓋的。

感冒引起的咳嗽

咳嗽的原因，第一是感冒，外表最容易顯現的就是痰飲。一感冒，氣管黏膜分泌黃稠稠黏黏的就叫做痰，稀稀白白泡冒狀的就叫做飲。痰是陽症，飲是陰症。痰要用比較涼性的藥物，飲就一定要用比較溫性的藥物。但有些時候症狀介乎二者之間，所以有時候你問小朋友：「你的痰是黃的，還是白的呢？」他回答又黃又白，不理解的人，以爲小朋友在搗蛋，其實是有道理的。

當人休息或晚上睡覺時，一切生理功能呈現半靜止狀態，等到早上一起來，就會發現這個痰是黃的，因爲人有體溫，約攝氏三十六度半、三十七度，那不是就像在鍋子裡面煎餅一樣，會蒸發水份，所以痰就變黃黃的，鼻涕也變黃黃稠稠的。起床洗臉刷牙然後吃早餐，難免都會有一些鹽巴或鹹味，「鹹能軟堅」，經過稀飯或豆漿或牛奶稀釋，又經過鹹味軟堅，痰稀釋後，不是就轉變換成白白的、稀稀的嗎?所以小朋友說又黃又白，是毫無疑問的。

過敏引起的咳嗽

過敏也會咳嗽。環境中很多因素讓人過敏，到處空氣污染、抽煙或二手煙等。空氣污染使有些人氣管變很差；工廠排放廢氣，當然也容易引起附近居民產生肺氣腫病變；抽煙的人更不用講，一百個裡面有一百零一個，到晚年都會肺氣腫，肺氣腫當然也會引起咳嗽，而且是非常嚴重的咳嗽。

還有很多職業病，以前有石綿瓦工廠，這幾年幾乎看不到了，因爲那種東西已經證實會引起肺癌，肺癌也會咳嗽囉。在礦坑工作的礦工幾乎都會罹患塵肺症，又叫做矽肺症，矽肺症的人最後不僅僅是咳嗽，更嚴重的話，因爲阻塞到肺葉，就影響到呼吸，另一方面影響到空氣過濾，最後當然不是光咳嗽，更嚴重的話會有皮膚病變。

另外有人會變成肺結核症，肺結核症患者有一個特點，就是體型都很瘦，一定會咳嗽，嚴重的話會咳出血，因爲劇烈咳的結果，咽喉部氣管、支氣管等受到劇烈震動，導致微血管破裂，會咳血，還會發燒，發燒的時間幾乎都在下午三到五點，而且臉部顴骨區域紅潤，像是氣色很好，事實上是一種假象，因爲體內水份不夠，一般叫做腎水不足，然後虛火上升；本來金生水，結果金不能生水，水不能涵養，就出現肺結核。肺結核也會咳得很厲害。

形寒飲冷則傷肺

有人說形寒飲冷，形就是我們的身體，形受到刺激，寒就是刺激，譬如說喝冰冷的東西，或者衣服穿少了。形寒飲冷則傷肺，所以隨時要注意自己的身體，如果氣溫變化大，很多呼吸器官或氣管功能差的人，就沒有辦法調適氣溫的劇烈變化，因爲肺主皮毛，皮膚的毛細孔也算是廣意的呼吸系統，氣溫一變化，身體保護外面的功能調適不過來，不咳也不行。正因爲形寒飲冷則傷肺，所以我一直建議人，盡量不要吃冰冷的東西，最起碼喝常溫的飲料，其實最好就是喝熱開水、溫開水。

形寒飲冷則傷肺，肺指的不是解剖上有形的肺，而應該是廣意的呼吸系統，所以喝冷的，就會影響到呼吸系統功能的運作。有些人劇烈運動會咳喘，情緒緊張也會咳喘。有一種叫做神經性、痙攣性的咳喘，中醫就要讓病患紓緩、放鬆，最簡單的藥像是甘草湯、半夏厚朴湯，效果都特別好。

因爲形寒飲冷則傷肺，就需要用一些比較溫性的藥，在《金匱》第十三章說到，治療痰飲用的溫藥，我最常用到就是苓桂朮甘湯（見81頁）。前面提及，如果痰黃黃稠稠的，用麻杏甘石湯（見142頁），如果是白白稀稀泡沫狀，就用小青龍湯。小青龍湯這個方，感冒所引起的咳嗽也可以用，如果是單純感冒引起的，譬如說二陳湯（見下頁）、參蘇飲等都是後代常用的方劑，因爲裡面其實就有二陳湯，這樣子來把痰化掉。我講的參蘇飲、二陳湯、苓桂朮甘湯，全都是胃腸藥。

我曾看過一個自來水事業處的喻小姐，整整咳了十年，每個星期看醫師，一年五十二週，十年的話就五百二十週，假定每次看醫師只花半小時好了，總共也有二百六十個

對症有方

二陳湯

二陳湯的組成爲半夏、陳皮、茯苓、甘草，加薑煎。取名二陳是因爲其中半夏、陳皮貴在「陳久」。陳皮有精油成分；半夏本身有刺激性，久放之後則沒有燥熱之烈，刺激性就減少了，就和酒愈陳愈香的道理一樣；加薑則可制半夏之毒。

小時，單是看病的時間大概就花了兩百六十個小時。但是她第一次來我這邊，只等了六個鐘頭，結果吃一次就好了，她講了一句話：「好有價值！」

以前有一個演員牟〇宗，咳嗽大概咳了最少有三年，他家樓下住了一個西醫醫師，就開藥給他吃，服藥也沒有用，已經準備開類固醇。牟先生一聽嚇呆了，後來有人帶他來我這邊，看了大概兩三次，咳嗽就好了。

痰中見真章

咳嗽的人比較忌諱吃太甜，不過有痰沒痰可關乎治療的原則。事實上要分濕痰與燥痰來看。聲音呼嚕呼嚕的叫做濕痰，二陳湯就很合適；咳了老半天，咳不出來叫做燥痰、乾咳，一定要用潤燥的藥，讓氣管的黏膜潤滑，痰可以化掉或滑動出來，讓你咳掉、吐掉，因爲有痰在氣管，就造成氣管局部的痙攣，氣就會上逆。另外因爲痰阻礙氣體交換，所以必須用力咳出來，一用力氣管就會擴張，使管道通暢，才能正常呼吸，否則的話就會胸悶。所以治療咳嗽一定要問痰的顏色，以及胸口會不會有壓迫感，因爲濕痰和燥痰用藥的方法、方向是完全不一樣的。燥，就要想辦法用滋潤的藥；濕，就反而要用利濕的藥。因爲體內水份太多，把水份清除掉，就不會氣上逆；氣不上逆，自然就不會咳嗽。

《醫方集解》曰：「治痰通用二陳，風痰加南星、白附、皂角、竹瀝；寒痰加半夏、薑汁；火痰加石膏、青黛；濕痰加蒼朮、白朮；燥痰加栝樓、杏仁；食痰加山楂、麥芽、神麴；老痰加枳實、海石、芒硝；氣痰加香附、枳殼；脅痰在皮裡膜外加白芥子；四肢痰加竹瀝。」這個方屬於足太陰陽明藥，半夏辛溫體滑性燥，行水利痰爲君，痰因氣滯，氣順則痰降，故以橘紅利氣。痰由濕生，濕去則痰消，所以以茯苓滲濕爲臣，中不合則痰涎聚，又以甘草中和，痰飲消氣就順，氣順人當然就健康了。

除了二陳湯之外，用二陳湯加減的其他方也有不同效果。二陳湯加人參、白朮就是「六君子湯」，可治氣虛有痰的症狀；去掉茯苓、甘草就叫做「陳皮半夏湯」，再加桔梗，名「桔梗半夏湯」；二陳湯去掉陳皮、甘草，叫做「半夏茯苓湯」；再加生薑，名「小半夏加茯苓湯」，可治水氣嘔吐；二陳湯加黃芩，可治熱痰；加黃連、梔子、生薑，治膈上熱痰，去掉生薑則治嘈雜（胃不舒服感）；二陳湯加砂仁、枳殼，名「砂枳二陳湯」，行痰利氣；加膽星、枳實，名「導痰湯」，治頑痰膠固；二陳湯加通竅藥物菖蒲，治療驚悸健忘、怔忡不寐；導痰湯加木香、香附，叫做「順氣導痰湯」，治療痰結胸滿，喘咳上氣；二陳湯加枳實、栝蔞、萊菔子、山楂、神麴，治療積痰咳嗽發熱；加蒼朮、枳殼、片子薑黃，叫做「加味二陳湯」，治痰攻眼腫，還有酒客的手臂重感及痛痲。

二陳湯除掉甘草、加乾薑薑汁糊成丸，就叫做「溫中化痰丸」，治胸膈寒痰不快；如果單用陳皮、生薑，叫做「橘皮湯」，治乾嘔及手腳僵硬；單用半夏、薑汁，爲「生薑半夏湯」，治療似喘不喘、似嘔不嘔的感覺；如果把二陳湯以半夏醋煮，除陳皮，以薑汁爲丸，就是「消暑丸」。

由此可知，二陳湯的變化之多不勝枚舉，也足以證明中醫治病是針對不同體質、不同症狀而加減用藥，絕對不是用一個方治百病，實在是非常科學的。

4 失眠

很多人有非常非常嚴重的失眠。龍潭有一個謝太太，民國八十六年來看我的診，那時候她已經失眠了大概三十多年，她三十三歲老公就過世，留下三個女兒和一個男孩。四十年前，一個三十幾歲的年輕寡婦要帶著四個孩子，把他們教養成人的辛酸、壓力，她會失眠確實有道理。她吃到第二包藥時，就說從來沒那麼舒服過。其實，服藥外，心理治療也很重要，分析給她聽：兒女都成人長大，每個都三十幾歲了，而且都有很好的工作與歸屬，還有什麼好掛心的？三十多年的失眠，吃兩包柴胡桂枝湯、甘麥大棗湯就好了。

有一天，某個醫學中心當時的主任鍾〇大夫，打了一通電話給我，因爲他每個星期三下午休診，做學術研討和進修活動，問我星期三下午能不能過去，因爲有一個很棘手的病患希望我會診。這個病患是從沙烏地阿拉伯來的，在沙國是非常有名的律師及名政

對症有方

竹茹

竹子的中心叫竹茹，單一味竹茹可以治失眠。之所以會失眠、會引起睡眠障礙，就是心不清。竹子是最清的，夏天的竹筍湯，大家趨之若鶩，桂竹筍也很好吃，新鮮的燉湯就很好吃。要減肥美容，竹筍是最好的，可以做一桌筍子餐，沒有脂肪，沒有蛋白質，只有纖維質、碳水化合物，保證不長肉。竹子最清，心清就無罣礙，心無罣礙就無由恐怖，無由恐怖就不會顛倒夢想，就可以睡得很好。所以，單一味竹茹就可以治療失眠症。

論家，他整整二十年完全不能睡覺，只要眼睛一閉就想尿尿，怎樣也不能睡，困擾了二十年。

會診的時候我就告訴他，可能與肝經有關係，因爲肝經環繞陰器，所以想尿尿時生殖器就會勃起；肝又開竅在眼睛，因爲鍾大夫的翻譯可能不太周延，導致這位名律師很緊張，直說在沙國已經做過所有檢查，肝絕對沒有問題，但我指的是肝經。

留在台灣那幾夜他不敢吃我的藥，他說他一定要帶回去沙國，在他的家庭醫師監控之下服這個藥。他回國吃了以後，就能睡了。沙國後來與我國斷交，斷交的那一天沙國有位王子，因爲和名律師的症狀有點類似，希望我也給他開了類似的方子，那位王子吃過也好了。

嚴重失眠者很多，有的甚至失眠幾十年，我很不贊同吃安眠藥，因爲愈吃愈會產生抗藥性，食療方式可能會比較好，像一些安神的柏子仁、酸棗仁、百合等。百合熬稀飯很好吃，百合本身就有安神作用；龍眼肉也有，但一定要寒性體質的人才適用，因爲龍眼本身屬於燥熱性水果。龍眼和荔枝在植物分類都是屬於無患子科，很多人吃龍眼、荔枝會流鼻血，就因爲它們比較燥熱。

酸棗仁、柏子仁、百合，包括遠志在內，都比較安神，安定神經以後就比較不會胡思亂想；不會胡思亂想，就會睡得比較好。

5 青春痘

青春痘是皮膚病的一種，大部分叫做痤瘡，後代就叫條仔、痘痘或者面炮，不過與異位性皮膚炎、脂漏性皮膚炎、乾癬、痘疹、痲疹等都是屬於皮膚病。

皮膚病的原因通常分外在因素與內在因素。外在因素可能因爲感冒，有人一感冒，就會長一些東西；另外與飲食有絕對關係，有很多東西是非常容易過敏的東西，其中最會讓人過敏的就是竹筍和芒果。至於龍眼、荔枝、燒餅、烤麵包、餅乾、炸鷄塊、炸薯條等食物，因爲性屬燥熱，容易改變人的血液狀態，顯現在身體的就出現斑、疹等，塊狀的就是斑，點狀的爲疹；面炮、條仔、痤瘡、痘痘又都是另外一個形態。

睡得好痘就少

飲食習慣不同，個人的排泄習慣也很重要，愈是便秘的人愈會發青春痘；另外，睡

對症有方

仙方活命飲

仙方活命飲又叫眞人活命飲，因爲這個方有很多解毒的藥，像金銀花是解毒的、穿山甲是治潰堅的藥；這個方將來有一天可能會禁止使用，因爲穿山甲是保育動物。另外有一些藥像天花粉、皀角刺、浙貝母，都是散結的藥。結節就是硬塊，有潰堅的穿山甲，有解毒的金銀花，有散結的天花粉、皀角刺、浙貝母，另外有促進血液循環的當歸、促進氣化功能的陳皮、達到止痛效果的乳香沒藥，面面俱到。用基礎方再加加味逍遙散，加味逍遙散本身就有增強肝臟功能的作用，強化肝臟的解毒功能，很多飲食不當的問題就可以迎刃而解。

眠作息很重要，愈晚睡的人也愈會發。所以診療青春痘，要針對不同的飲食、睡眠、作息、排泄等習慣用藥。基礎方就用仙方活命飲，再加加味逍遙散（見213頁）。

宋朝有一個很名的小兒科醫師叫錢乙，又叫仲陽，他寫了《藥證直訣》一書，是很實用的一本小兒專書，裡面創制了一個方叫做瀉白散，白就是入肺的意思，因爲五色青赤黃白黑，白入肺、黃入脾等。中藥處方講究的是君臣佐使，瀉白散裡面的君藥就是桑白皮。

蠶寶寶吃的桑葉，樹根挖出來處理過以後就叫做桑根白皮，簡稱桑白皮或叫桑皮。桑白皮很有意思，因爲肺主皮毛，有關皮毛的毛病，加了桑白皮以後，效果反應就很靈光。像有些掉頭髮患者，我加了桑白皮，臨門一腳也就靈光；鼻子不聞香臭，我們最後用苓桂朮甘湯（見81頁）做基礎加了桑白皮，臨門一腳，鼻子就聞到香臭了，非常有意思。

睡眠不好，可能要加一點幫助睡眠的藥，比如說百合地黃湯、柏子仁、遠志這些藥就行。多夢紛紜，老在睡覺時免費看電影，我可能用溫膽湯加一點安神藥物，讓他睡眠好。睡眠好當然青春痘就會減少。

排便通暢不長痘

若是因爲排便不順暢導致青春痘，就用一些通便劑幫助排便，潤腸幫助腸子蠕動比較正常。大便是廢物，不能從肛門排出，就可能要找其他管道，人體有管道的地方一共九個：一是尿尿的管道叫前陰，大便的管道叫後陰，然後鼻子兩個孔、眼睛兩個孔、口腔一個孔加上兩隻耳朵。上面有七竅，下面有兩竅，一有管道堵塞，就要找其他孔道代謝。既然後陰不通，當然就往上發展，到了大腦。若影響記憶中樞、意識中樞，你就會發現記憶力減退了；如果影響直接出現在皮下，就發痘痘。

最簡單的是用柏子仁，一方面有安神作用幫助睡眠，而且老祖宗觀察發現，凡仁皆潤，只要種仁都有潤滑作用，所以花生、油菜花子、葵花子都有潤滑作用，芝麻也是一樣。腸管潤滑，排泄就會改善。

治療皮膚病首先會考慮連翹，它是一種非常好的消炎藥，在植物分類屬於木犀科，本身也是非常好的解毒劑，等於西藥的抗生素。感冒時常會考慮用銀花、連翹等藥。有一典型代表方叫銀翹散（見下頁）。

另外，我喜歡用紫菀。紫菀是入肺的藥，肺和大腸爲互相表裡。中醫理論裡，大腸和肺是一個組合，心和小腸是一個組合，肝和膽是一個組合，脾和胃是一個組合，腎和膀胱是一個組合。心和小腸與肺和大腸這兩個，是大家比較不能理解的。心和肺都是在上，小腸和大腸都是在下，爲什麼它們會是一個單位呢？因爲人體上下之間有一個區隔，都在一起的話還得了，肺和大腸在一起的話，污大便臭死了肺，薰得你受不了，所以一定要區隔。

因爲肺和大腸是一個組合，所以很多排便不順暢的人，我常常用入肺的藥，居然就很靈光。紫菀、款冬花等都是入肺的藥，可以作用在大腸，就能幫助排便。

更嚴重一點的，我就用增液湯，有三味藥：元參（見下頁）、地黃和麥門冬（簡稱麥

對症有方

銀翹散

銀翹散是治療急性熱性傳染病的一個處方，銀花解毒，連翹也解熱消炎，由於現代人飲食習慣喜吃冰冷，體內容易濕熱，往往就有頭部重重的感覺等，這時我會考慮加一點薏仁，因爲薏仁利濕，薏仁屬禾本科植物，性比較寒，就有緩解熱象作用。臉部會長痘痘，表示一定有熱象，會紅腫熱痛的話，就更明確，銀花、連翹、薏仁都有緩解熱象的作用。

冬）。前兩味藥含有很豐富的鐵，鐵是血液最重要的原料。麥冬是百合科植物。三味藥都含有豐富的醣類，也含有非常豐富的水份，可以潤滑腸管。用增液湯就與打生理食鹽水、葡萄糖的作用機轉一模一樣，中醫透過口服、西醫透過靜脈注射，只是輸入管道不同而已。如果還是不行，可能就要用大黃劑。大黃劑可以促進腸管蠕動，胃腸蠕動會把體腔裡面的水份收集積在腸管，腸管積滿水份，不拉也不行。

逆經冒青春痘就要調經

面皰、痤瘡都表現在臉部，有的人胸腔也會，背部也會，甚至連後腦頸椎也會長；但是不管怎麼樣，病在上其實都取之下，上病要下治，大腸通，青春痘、面皰、痘痘就消失。

我最常考慮使用的是承氣湯（見196頁），承氣湯分爲大承氣、小承氣、調胃承氣，女性週期如果不順也很會發痘痘，就要用桃核承氣湯。桃核承氣湯是建立在調胃承氣湯上，因爲有調經作用，有些經閉的女孩子，痘痘長得很多，甚至有些女孩子有逆經症，也就是本來月經週期應該是往下發展，卻變成往上發展。第一個出現的症狀就是頭痛，第二個流鼻血，臨床上到現在我還沒有看過吐血的，最常見到的就是肚子會脹，情緒不穩定。所以女生好朋友來，假定呆頭鵝男生不瞭解就會很慘。

逆經的結果有的流鼻血、有的頭痛，有人週期來痘痘就冒得更厲害，所以這一

元參

元參或稱玄參，和地黃同爲玄參科植物，一方面可以緩解熱象，一方面有補充水份的作用。然後再加一點桑白皮。桑皮是入肺的，中醫的理論肝主筋、心主血脈、脾主肌肉、肺主皮毛、腎主骨頭，所以骨頭的毛病就一定要用補腎的藥，皮膚毛細孔的毛病就要用入肺的藥，肌肉組織不長肉或太胖、太瘦一定要從消化系統調節，血液循環有障礙就從入心的藥處理，筋骨的毛病就用補肝血的藥物去考慮。肝心脾肺腎各有所管。

對症有方

類我就用調經的藥來治，桃核承氣湯、溫經湯、加味逍遙散、當歸芍藥散、桂枝茯苓丸都有調經作用，當然，丹參、香附、澤蘭都可以調整月經週期。

飲食、生活要注意

現代人的青春痘問題，大多是因爲飲食及熬夜所導致。

飲食方面要靠自己調適，明明知道吃竹筍、芒果會發疹，爲什麼要自找麻煩？自己要控制口腹之慾。竹筍很好吃，尤其夏天的涼筍，燉湯、炒、紅燒竹筍沒有人不喜歡，可是你吃了就發。老祖宗有個觀念，土壤那麼硬，竹筍都可以冒出來，臉皮那麼薄，當然也就會冒痘痘。

現在很多小朋友喜歡吃炸牛排、炸豬排等燥熱的東西，還有油也一直循環使用，不節制當然容易會長痘痘。

飲食方面要自己控制，作息也要調整，超過十一點就是晚睡。十一點是肝膽經的時間：十一點到一點是膽經、一點到三點是肝經。睡覺的時候血液透過門脈、靜脈回到肝臟，不睡覺、錯過睡眠的時機，當然就會影響到血液，同時又影響到造血機能，身體作用就會受到影響。總之，作息、飲食的部分要靠自己。

有一位住在永和豫溪街的女孩子，大概有二十年的面皰、痤瘡，我只能用「體無完膚」四個字來形容，結果吃了我的藥，兩三週以後就好了七、八成。這女孩子就診時，第一句就對我講大德不言謝，第二句話當然就說整個臉部的皮膚改善了，還她英雌本色、天生麗質，聽得我眞是啼笑皆非。

我還有很多病患是因爲現代人愈來愈晚睡，一方面在上網、又看第四台，夜貓族罹患面皰、痤瘡的機率比較多。夜貓族可能一邊吃一邊熬夜，吃的都是烘焙烤炸、高熱量的東西，不長痘痘才奇怪。

吃錯藥也會長痘痘

因爲西藥大都是化學的東西，對人體產生的效應很難說。我記得有個動物園死掉一頭長頸鹿，獸醫解剖後發現裡面有十幾公斤的塑膠袋，美國石油大王洛克斐勒的石化工業下游就是製藥工業，當你吃西藥時，想到塑膠產品是不是很可怕？有一位開西藥房的林先生，也是一家西藥工廠的老闆，他看病都找我，見到任何人就奉勸不要吃西藥，因爲很多化學藥品吃了有反效果，有時候感冒吃西藥致使一個小朋友喪命。

西藥有時候會破壞腎功能。竹南有個數學老師徐○賢因爲尿道感染，吃了一天西藥就全身水腫，都是吃錯藥引發的副作用。

有些人的體質對西藥就是會過敏，生病總是要吃藥，但是要注意。有些人吃健康食品也會過敏，我就碰到過吃花粉吃到整個皮膚都腫起來的病例。

6 暈眩

現代人常見的暈眩，可能與主導平衡作用的小腦有關，也可能是眼壓過高所致。小腦不平衡會暈、內耳前庭不平衡會暈、貧血會暈、血壓高也會暈。老人家走路不敢抬頭，因爲走路的時候兩旁的景物向後移動就會暈，所以只好低頭，這一方面可能是骨質疏鬆，年紀一大骨頭都老化了。

兩千年前，張仲景先生在《金匱要略》裡就提到一個症狀叫「趺蹶病」，症狀是「但能前，不能卻」，就是只能往前走，煞車系統有問題，叫他停不能停的，始終會感覺重心不穩，整個人向前傾，像要倒下去似的。

自配藥方小心劑量

血壓高當然就要降壓，防風通聖，大柴胡、鉤藤散都有效。眞武湯（見下頁）可以

眞武湯

眞武湯是張仲景所創的方，用來散寒利水，但是用途極廣。組成爲附子、白朮、茯苓、白芍、生薑。其中茯苓、白朮有利水作用；白芍、附子爲極佳的止痛劑；白芍還有鬆弛平滑肌的作用。在臨床上，眞武湯還可以治療小腦不平衡的病，像中風或車禍的後遺症如腦震盪、腦瘀血、腦血管病變等，都會出現不平衡現象，眞武湯都可發揮作用，包括水腦症，服用都會有所改善。

因高、低血壓所產生的暈眩，眞武湯也能發揮作用。因爲方中的附子有興奮強心作用，可使血壓升高；但是對於腎性高血壓又有降壓作用。仲景先生所創方劑，都具有雙向作用，在太過與不及之間進行調節，以達到平衡，可見偉大之處。

養護心臟功能，因爲心臟要負責把血液打到大腦，如果心臟比較弱，送到大腦的血液變得比較少，就會形成缺氧現象，這樣的暈眩，眞武湯就很有效。

一位鳳山陸軍官校退休的教授，看到報紙介紹眞武湯可治療平衡感差的問題，他太太有這方面症狀，西醫看了很多都看不好，他照報導說的買來附子、茯苓、白朮、白芍藥還有生薑，因爲不知道份量，乾脆全部都二錢、生薑切兩片，沒想到只吃三帖，那種暈眩的感覺就改善了很多。

不過我最怕的是，自己看了媒體報導就到藥店照方配藥的讀者，劑量又拿捏不準，很容易出事。例如附子，如果一下子吃到「兩」的份量可就不得了，因爲它有毒，很恐怖。

另外，有人情緒歇斯底里，也會出現暈眩的現象，甚至還會昏迷，這時就要用甘麥大棗湯、柴胡龍骨牡蠣湯這一類藥，安定情緒。

其實，暈眩的分症很多。「肝腎陰虛」的話，可以用杞菊地黃；神經性的，可以用鉤藤散；小腦不平衡的，用桂枝龍骨牡蠣湯；內耳前庭神經不平衡引起的，可以用苓桂朮甘湯（見下頁）、小柴胡湯（見46頁）。

小柴胡湯主治口苦、咽乾、目眩、兩耳聾無聞、胸脅苦滿、心煩、往來寒熱，使用小柴胡湯時，大致上沒有禁忌。明朝有一位陳平伯醫師，據說一輩子就用小柴胡湯，變化出兩千多個處方，而所謂兩千多個處方就是當他在開方的時候，第一味藥就開柴胡的意思，所以後世稱爲陳柴胡。講好聽點是意味著他用柴胡湯已達爐火純青的地步，講不好聽點，實在是用柴胡用到走火入魔。不過這又與現在有些醫師不一樣，有人一方用到底，是因爲根本搞不懂所謂的辨證論治：陰陽表裡寒熱虛實，叫做八綱辨證。辨證清楚

對症有方

苓桂朮甘湯

苓桂朮甘湯的療效可適應五官科的任何疾病，不僅眩暈，眼睛、耳朵等病變也有作用，組成爲茯苓、桂枝、白朮、甘草四味藥。其中桂枝爲樟科植物，有特異芳香，含精油，有擴張血管的作用，也可以健胃、矯味、袪風；白朮會把人體組織的滲出物吸收、吞噬掉；苓茯本身和豬苓都有利水的效果，可透過我們前陰後陰，就是小便道、大便道的作用，代謝出來，整個積水部分就會消除。甘草對組織有修補作用，可以治療咽痛、潰瘍、腹痛、解毒等，主要是能緩和其他藥物的毒性。

了，處方才下得對。

先對症再下藥

診斷時，先問會不會耳鳴、會不會有堵塞的感覺？有人坐飛機，升到兩萬呎高空，耳朵就堵住了；像這類的就用小柴胡湯、苓桂朮甘湯，一吃就會改善。內耳前庭神經不平衡會引起暈眩，現代醫學稱爲梅尼爾氏症（Meniere's disease），嚴重時會天旋地轉，無法站立，起則嘔吐；用苓桂朮甘湯和小柴胡湯，加遠志、菖蒲、天麻、青蒿、神麴或石決明、珍珠母、靈磁石就很有效。

腹脹便秘、小便不利，也會引起眩暈，用苓桂朮甘湯加大黃或車前子、懷牛膝通便利尿可以解決。因爲緊張壓力造成，或現代醫學無法檢測、確定的肝腎陰虛，也會出現眩暈，臨床上會出現口苦咽乾、目赤、多怒、煩躁、小便短赤、便秘或腰痠背痛等症狀，如果原因在於壓力緊張，就用逍遙散（見213頁）加鉤藤、天麻等藥，如果是肝腎陰虛者，就以杞菊地黃丸加天麻。

一位彭小姐和幾個朋友，可能是到天母還是石牌去，已經深夜了，就走松江路回新店，因爲深夜車子行人都少，速度不免快一點，上了松江路，就是一個高架橋，下高架橋時正巧是綠燈，所以速度很快，結果不幸的事發生了。大概因爲車子很久沒有檢修，就爆胎了，速度快再加上爆胎，車子就翻跟斗，滾了不知多少滾。外傷自然不在話下：眼睛充血，牙齒斷裂，肋骨斷掉兩根，牙齒大概也斷了兩三顆。肋骨斷裂，她可以用鬆緊綳帶，牙齒斷裂部分可以做牙套來保護，可是眼睛充血不能作眼套，也沒有這個設備。所以她肋骨斷裂的問題好處理，眼睛充血就始終這樣子好不了。我就建議買一瓶二百克苓桂朮甘湯，結果沒有吃完，竟然眼底充血就改善了。

7 中暑

風、暑、濕、燥、寒、火，正常的按照氣候變化季節交替，我們稱做「六氣」，也就是風氣、暑氣、濕氣、燥氣、寒氣、火氣。有一齣國劇叫《六月雪》，六月下雪就叫異常的氣候變化，稱之爲邪，風邪、暑邪、濕邪、燥邪、寒邪、火邪稱爲「六邪」或「六淫」。

六邪六淫就是不正常的氣候變化。風邪和寒邪常常像雙胞胎一樣同時出現，暑邪就不一樣，暑邪一定在夏天比較多，夏天天氣熱，出汗很厲害，水份攝取不夠就會脫水，結果會缺氧，缺氧休克，所以叫中暑。

平常預防中暑，用生脈飲（見48頁）。因爲暑傷氣，汗多亡陽，亡心臟之陽，所以一定要用強心的藥，生脈飲中，人參強心、麥冬清心、五味子收斂耗散之氣。這三味藥經現代藥理研究分析發現，都具有強心作用，所以主治「熱傷元氣，氣短倦怠，口渴多

對症有方

六一散

夏天出汗出得多，水份攝取不夠，常常尿尿很少、顏色很黃甚至顏色深，就要用六一散。六一散是六比一的意思，滑石要用六，甘草要用一，所以叫六一散。

汗，肺虛而咳」，只要排尿少，煩熱口渴都適用。

生脈飲日常飲用非常好，多加一甘草片，也就是三錢人參、三錢麥冬、三片甘草、五粒五味子，就成生脈保元湯，因爲人參、黃耆、甘草就叫做保元湯，一年四季天天喝都可以，強心又保護體力。

人們一定要在外面活動，天氣太熱，出汗太多，已經中暑了怎麼辦？先把人安置在陰涼處或樹蔭，繫領帶、腰帶的都要先鬆掉，鈕子也解開，減少身體壓迫感，然後用白虎人參湯，白虎湯是解暑的，人參是強心的，因爲汗出多，人一定會口乾舌燥，有白虎湯解熱，有人參生津解渴，再配合扎人中、刺激中衝穴或足三里穴，人就會甦醒過來。

另外，夏天出汗多，水分攝取少，因此人排尿的量與次數都減少，顏色很深，我們就用六一散處理。六一散是滑石六、甘草一，有人會再多加一味硃砂，就叫做益元散，因爲色赤入心，對心臟有幫助。

生脈飲、白虎人參湯、六一散我稱爲夏天的三鼎足方。還沒發生先預防用生脈飲，已經中暑就用白虎人參湯，由於水分供應與流失不成比例，造成泌尿系統障礙，就用六一散或益元散。能夠好好運用夏日鼎足三方，面對暑氣就不至於太難過了。

8 關節炎・風濕痛

關節炎很痛，根本摸不得的紅腫熱痛，雖然和遺傳基因有關，但大部分也與飲食有關。也就是說，有遺傳基因未必會引發，飲食一不當，就併發了。

發病需要一些誘因，一些成年人——包括小朋友也一樣——吃冰冷的東西，就造成肌肉血管神經的收縮，影響血液方面，神經傳導也跟著出問題。血液神經傳導發生問題，影響到的就是關節。關節相當於一個轉運站，血液、神經傳導容易在關節阻塞就會沈澱，然後發生傳導與循環障礙，就會出現紅腫熱痛與皮膚症狀。

不通則痛，通則不痛

關節炎大概可以分三大類型：一是痹症，一是歷節病範圍，一是風濕關節類。以下分述之。

◎痹症

《金匱要略》裡有幾個病名，通常是有風邪、有寒邪、有濕邪等因素。《內經》裡有一句話：「風寒濕雜揉合而為痹。」看風邪、寒邪、濕邪哪一個成分比較多。風勝行痹，意思就是疼痛會跑來跑去，所以有的人神經痛，一下子手臂關節痛，一下子膝蓋關節痛；寒勝痛痹，意思就是痛的成分很嚴重；濕勝著痹，濕勝的話，從頭到腳會感覺重重的。痹者閉，不通也，不通則痛，通則不痛。

◎歷節病

有時候又把關節炎歸在歷節病裡面，歷節病有點像所謂的類風濕性關節炎、尿酸、痛風等病，《金匱要略》就講：「過食酸則會傷筋，過食鹹則傷腎。」吃太鹹、太酸就會傷到肝腎。

肝臟是一個解毒單位，腎臟是一個過濾單位，一旦解毒和過濾發生問題，所吃的食物超過正常酸鹼，會沈澱在關節，導致關節腔發生紅腫熱痛；久而久之，就導致肢關節變形，不痛才怪！

◎風濕關節類

有些人關節炎會風濕痛，既有風濕二字，顧名思義就是有風邪和濕邪，而且往往與外感有關，有感冒誘因就導致體內代謝的功能發生問題，因爲不能把沈澱在關節的廢物代謝出來，所以導致關節產生疼痛現象。風濕關節炎會定時發燒，每天下午三、四點鐘開始，也就是申、酉時會發燒。

既然有風、有濕，就要用去風燥濕的藥。所以桂枝附子湯、白朮附子湯、甘草附子湯都行，裡面幾乎都有白朮這味藥。白朮是菊科植物，和蒼朮一樣，能夠將體腔某些水份吸收吞噬掉。就好比室內潮濕，有些小百科就教人用一片報紙，弄一點木炭，弄一點泥沙，就可以把室內的濕氣吸掉那麼簡單。

風濕關節炎在下午三、四點鐘左右定時發燒，有些疾病也一樣有定時發燒的情況：肺結核病患，也會定時在三、四點發燒，瘧疾患者也會定時發燒，還有一種陽明病也會發燒。陽明病發燒時間，約在下午申、酉時，申、酉時又叫做日晡所，日晡所是指一個時間，就是下午三點到五點、五點到七點就是申、酉時。所以中醫看發燒會看出很多不同的病。

其他像是一發燒體溫高了，肺結核基本上都會咳嗽，且咳出痰來，嚴重者還會咳血；瘧疾通常會惡寒，而且惡寒時就不發燒，發燒與惡寒兩者截然分明，瘧疾的發燒叫做往來寒熱。如果一量病患，體溫達攝氏四十一度，不需要問原因，因為中醫有很多判斷的依據。

有痹就要控制飲食

風勝行痹，可以用一些驅風的藥，我們可以選一個方，譬如說三痹湯，也可能選蠲痹湯。痛痹的話，附子湯可以用，當歸四逆湯（見166頁）也可以用，但都一定會有一些熱的藥，如附子、麻黃、細辛等都可以用。濕痹的話，白朮我提過，它是最理想的一味去濕藥，因為它對體腔的水份吸收有特別作用，就好比脾胃腸的倉儲，所以可以用二朮湯，也就是蒼朮、白朮兩味，來治療濕痹風濕。

不論哪種痹，基本上中醫都可以看好，但要遵守一個原則：控制飲食，不能夠亂吃東西，否則很難成功。最好少吃冰冷的東西，也不要吃太酸的東西。

風寒濕在飲食上我們就多吃一點薏仁、山藥、芡實、蓮子，這個就叫做四神湯。四神湯就是專門健脾利濕的，有健脾作用，脾運作正常，自然能夠把這些濕邪代謝出去。

四神湯的確是一個很好的改善體質的方子，倒是由誰開發出來的已經不可考了。

痛風

歷節病就接近痛風，痛風急性發作就用烏頭湯（見下頁），慢性發作就用桂芍知母湯，除了這兩個處方以外，可以用茵陳五苓散。茵陳是菊科植物，茵陳五苓散就是把留在關節腔的一些代謝廢物，透過利尿代謝出體外。

有時候我也用四妙散（見92頁），這藥的組成非常簡單，就是蒼朮、黃柏、牛膝加上薏仁，卻能發生很奇妙的效果，所以叫做妙。

尿酸痛風也會紅腫熱痛，黃柏就能夠消腫止痛，薏仁也有利濕止痛的作用；至於牛膝，因為痛風發生在膝關節、膝蓋內外踝關節等處，牛膝藥性往下走，就好比一個嚮導一樣，中醫稱為引經藥，也就是說，你要這個藥到一個地方，往往它本身無法發生作用，需要一個嚮導，借助導遊的引導，才能生效，像丹參、川七，藥性不一定能上升到頭部、臉部，所以中醫就借助桔梗、升麻、荷葉這些藥，帶著往上走。牛膝則把藥往下帶。

西醫治尿酸痛風，一是用類固醇，一是用秋水仙素。但是用秋水仙素，人體肝腎功

對症有方

烏頭湯

歷節病有一個處方，叫做烏頭湯。烏頭是一味藥，烏頭、附子、天雄等藥都是同科植物，天雄比較便宜，附子比較貴，都是非常好的止痛藥，不過天雄屬性是大熱。烏頭湯、桂芍知母湯都是治療歷節病的處方。

能都遭破壞。事實上，秋水仙素不只是用在人體，也可以用在植物，可以用在遺傳基因的改良上面，秋水仙素會破壞遺傳基因，達到像生產無子西瓜般的效果。

尿酸痛風在關節部分——尤其是腳關節——更容易患，手關節比較不會，大部分在腳踝的地方內踝、外踝部分，在踝關節、肢關節就會紅腫熱痛。有一位在製藥廠管電機的先生，痛風腫得不得了，我內服當歸拈痛湯，外用三黃粉，因爲這些藥有消炎消腫止痛的作用，一敷腫很快就消掉。

僵直性脊椎炎

關節方面的問題，中醫其實沒什麼特殊的疾病名稱，西醫分得很細，什麼關節炎、風濕病、類風濕、僵直性脊椎炎等。以僵直性脊椎炎爲例，事實上歸納在痹病的範圍。奇經八脈裡有講「督脈爲病，脊強而厥」，因爲痹會

四妙散

對症有方

蒼朮、黃柏這兩味藥叫做二妙，不要小看這兩味藥，黃柏有消炎消腫止痛的作用，當人體呈現紅腫熱痛時，性屬大寒的黃柏就可以把紅腫熱痛消除；蒼朮、黃柏加牛膝，就是三妙，再加一味薏仁的話，就叫做四妙，我經常用四妙治療尿酸痛風。

影響神經傳導，手腳會冰冷，厥的意思是手腳冰冷，嚴重的稱做尸厥、卒厥、薄厥、煎厥，這些都是指休克的意思。休克的時候手腳都是冰冷，所以說督脈爲病，脊強而厥，那就是導致你全身都是冰冷的，因爲神經傳導已經出現問題了。

督脈爲病，現代醫學沒有辦法醫，就給類固醇，愈吃骨質就愈破壞，症狀就愈嚴重，到後來連轉動都不能轉；而且最主要是痛得很嚴重，到最後連類固醇也沒用了，就得用到嗎啡。

中醫則用一些先天的藥來做修護，選擇走督脈的藥，因爲肝主筋、腎主骨，治療關節的病，中醫會用一些入肝腎的藥，所以腎氣丸（見229、253頁）、左歸丸、右歸丸、龜鹿二仙膠、還少丹等，全部都是入肝腎的藥；杜仲、續斷、桑寄生、骨碎補（見149頁）、補骨脂、金毛狗脊等，也都是入肝腎的藥；牛膝是入肝的，枸杞子是入肝腎的，薏仁是入脾的。

補正驅邪

一般中醫有所謂的「補正驅邪」，補充正氣就是加強抵抗力，補正就是增強免疫功能，增強抗病力，增強之後就能驅逐這些病情，所以叫做補正驅邪。我常常有一種感受，你每天發救濟金給他，只能夠短暫維持他的生活狀況，國家財力負擔會有問題的，不如教他一技之長，讓他自己賺錢，這就是爲什麼要有職訓中心。人體的功能也一樣，天天補血、打血漿、補充血小板，爲什麼不想辦法讓骨髓恢復造血功能？用食補也可以，用藥補也可以，譬如說含有膠質的食物，是不是就有了修補的作用。

含有膠質的就是那些黏黏的、滑滑的、脆脆的，所以你每天燉豬腳、燉豬蹄筋，吃海參、吃鮑魚、吃干貝，那些都是比較貴重的，海參也算是比較貴重的，最便宜的就是豬皮。我有很長一段時間都在吃豬皮，吃豬皮第一個讓人皮膚沒有皺紋，第二讓頭髮變黑；不過吃豬皮有一個缺點，吃久了以後會膩，燉得不爛咬不動，太爛吃得會膩。

吃素的人，可以設計一些植物性的膠質來源，海帶、白木耳、黑木耳、髮菜、紅鳳菜、川七葉子、莧菜等等，歸納起來就是滑滑的，黏黏的、脆脆的，這樣的食物裡面就含有非常豐富的膠質成分。

椎間盤軟骨突出

椎間盤突出壓迫到神經當然會痛，有的腳會麻，西醫就開刀，情況好的話就像李佩菁一樣坐在輪椅上，過十幾年的日子。原來××日報胡社長的太太，在某醫院找一個馬大夫，結果一開，已經三十幾年了，坐在輪椅上。像這種頂多是痠痛，還不會影響行動，要是開刀，像李佩菁一樣坐在輪椅上就麻煩了，很多事都要別人幫你處理，也虧她能找到一個那麼癡心對她的人。

中醫就可以用右歸丸、龜鹿二仙膠這兩個處方，加上黃精、沒藥、骨碎補、枸杞這幾樣藥，都有修補作用。還是一句老話，每天多吃膠質的食物，就像灌洋灰一樣，把整個脊椎修護。有一座比薩斜塔，傾斜了幾百年不會垮下來，什麼道理，一樣嘛，就像灌洋灰，膠質就像纏電線的膠布，所以常常吃，天天吃，保證一定有效。

干貝、鮑魚、刺參都很貴，豬皮不要錢，怕膽固醇的話，用大蒜就會制衡，就不用怕膽固醇，不然就吃黑木耳、白木耳。有個小姐乳房腫塊，我建議她天天吃海帶，一方面補充膠質，一方面軟堅，結果腫塊就消掉了。

第 2 篇

從「頭」開始

1 禿髮、掉髮

一個壓力、一個打擊就會改變染色體，改變血液，像伍子胥過昭關時一憂怒，頭髮就變白，因爲承受了太大的刺激，導致整個染色體發生變異，使得髮變白。有些人甚至髮全部掉光。

變白髮與染色體比較有關，掉髮就和我們本身血液變化有很大的關聯；其次就是吃錯藥了，很多人吃錯藥以後頭髮就掉得很厲害。

《內經》講到，頭髮和腎有關係，因爲「腎是作強之官」，而「其華在髮」，「華」應該是一種營養的表現，表現在「髮」；另外肝是「其華在爪」，所以看自己指甲可以知道肝機能，先觀察四十五度的弧度；其次指甲一定有一層釉彩、有光澤，如果指甲長得歪七扭八的、有條溝狀、沒有光澤、甚至連半月紋都沒有、按壓下去都是蒼白的，百分之百都是貧血。

從頭髮就能看到腎氣，但有一點要考慮的，就是遺傳。遺傳、晚睡、便秘的人最容易掉頭髮，很多媽媽生完寶寶後，頭髮掉得很厲害，可以用桂枝龍骨牡蠣湯加以預防。

頭髮的問題要用補腎的藥，所以可以用六味地黃或補養之劑如右歸丸。

補氣、補血，調和營養，頭髮就會重生；但是如果髮根都堵塞住，要長的機會就比較少。如果便秘的人一定要改善便秘。晚睡的話一定要調適，不能太晚睡，因爲晚上是陰，有形的東西都是陰，像血液、水份這些都是有形的，晚上是陰而你在消耗有形的東西，這就是陰虛。所以一般人說火氣大，這就是陰虛陽亢、陰虛內熱，這種吃黃連會愈吃愈糟糕。

像很多人老是口腔炎、嘴巴破，絕不能吃黃連，要就吃元參（見74頁）、麥冬、五味子、地骨皮這一類滋陰降火的藥。

2 頭皮屑、頭皮癢

頭皮屑、頭皮癢，你可以透過外洗的方式，把麻黃、杏仁、甘草、石膏這幾味藥，加上蒼耳子——一種菊科的植物，也可以加一些荊芥和薄荷，都是唇形科植物，很多唇形科植物都含有精油，薄荷涼涼的。荊芥涼涼的，因為這些藥都涼涼的，所以你會感覺洗過以後頭很舒服。但是我們還要加一點殺菌的，因為頭皮之所以會癢，往往可能是有一些細菌寄生，因此我們就加一些百部、加一點苦參根殺菌，也可以加一點黃柏，因為苦參根、黃柏這些藥都是大苦、大寒的藥，大苦、大寒的藥就等於現代西藥的抗生素一樣，但中藥是天然的，他們是化學合成的，不一樣。

四氣和五味

黃連苦、黃柏苦、大黃也是苦，因為中醫講四氣、五味、溫涼寒熱，黃耆、甘草這些都溫性的；葫蘆科的植物都是涼性的，竹葉、桑葉這些都是涼性的；大黃、黃連、黃芩、黃柏，這些都是寒的；附子、乾薑、肉桂都是熱性。溫涼寒熱這叫四氣。

還有五味酸、苦、甘、辛、鹹，也是與我們的內臟結合，酸入肝、苦入心、甘入脾、辛入肺、鹹入腎。所以尿毒的人腎臟病的人不能吃太鹹。

中醫講究每樣東西都要適量，不要太過也不要不及，什麼都適量，不偏不倚叫中，所以中醫是不偏不倚的意思。

大苦大寒的藥，基本上一定都有消炎作用，紅腫熱痛一定發炎，一定要找苦寒的藥，所以用三黃粉，哪裡會紅腫熱痛，就調酒或調其他的東西一貼，紅腫熱痛就消了，安全又有效。

外用則是煮水洗頭，洗好後，把頭泡在盆子水裡，泡一泡也不必再洗了，有細菌的話，就用黃柏、苦參根這些來殺菌。會覺得燥熱，薄荷、荊芥涼涼的就很舒服，甚至有人還加硫磺，不過有味道，所以我不愛用。

麻杏甘石湯（見142頁）就是一個方，可以內服也可以外用，而且便宜得不得了。我這麼多年來，標榜的就是要簡便廉效，我的處方頂多十元八元，任何人都負擔得起，我不喜歡用那些貴重的藥，冬蟲夏草、犀牛角等貴重的藥，我一概不用。

不要亂服藥

現在很多冬蟲夏草都是假的。有一種植物，屬於地蠶科，又叫做石蠶，在苗栗縣南庄、三灣地帶有人種，樣子就和蠶寶寶一模一樣，很多人就拿來假冒冬蟲夏草，因爲冬蟲夏草的外觀也有一點像蠶寶寶，只是多了一條尾巴而已。石蠶一公斤大概只有二百五十元，當冬蟲夏草賣，不肖商人會告訴你，說這是他從青海帶來的，因爲手頭上現在缺現金週轉，而且存貨不多大概剩下幾斤而已，所以便宜賣給你，就算一萬五千元好了！買的人買得很爽，以爲揀到便宜，賣的人則歡喜地賺了上百倍。

我一直建議，到外地去，不要輕易買藥材。據說到香港遊覽的人，有些導遊就會帶你去參觀藥材行，去了就出不來，一開口問價碼就和你沒完沒了，有的時候把帶的錢都花光了還脫不了身。我常常講，還是有很多人上當，有哪個人會比我內行？我從來不花任何一毛錢買那些藥材。很多人說，看大家買就買呀，這不是和自己的鈔票過不去嘛！

寫文章也好，出書也好，最重要的目的是在教化人心，讓他們有個正確的觀念：生病一定要找醫師。可是現在也發現一個問題，有些人學歷很高、知識卻很低，甚至連博士都會去找一些沒有執照的密醫，聽說錦州街有一個人很好、看好很多病患他就去了，明明知道他不是合格醫師，他還去。中國人說好聽是人情味濃厚，說不好聽就是很喜歡推薦醫師，推薦醫師也就罷了，更喜歡拿藥給人家吃。

我們不要講藥，就講補品——比如說「善存」——好了，人家拿善存給我，我說這是幹什麼的，他說你這個人怎麼連善存是幹什麼的都不知道？他說善存可以補充元氣、補充體力，我問：知道裡面是什麼嗎？他說不知道，不知道怎麼可以拿給我？己所不欲勿施於人，我自己都不願意吃，所以也不會送給別人。

孔老夫子二千多年前就不談怪力亂神了，有一天人家拿藥給他，他也問對方你知道不知道這些藥的屬性、作用是什麼，結果對方也不知道。孔子姓孔名丘，字仲尼，他說「丘未達不敢服」，意思就是孔子對這個藥不知道裡面是什麼成分、什麼內容、什麼作用、什麼效果，所以不敢服。我不知道的東西，不知道成分、作用、療效，所以我不敢吃。孔子的精神、思想、觀念遠超越現在二千年以後，很多人一拿藥就吃，這是一種最要不得的行爲，拿藥給人家吃的也不對。

我自己本身是學醫的、懂醫的，我都不敢這樣子。所以我一直要教化這種觀念，很難、非常不容易，根深蒂固的觀念怎樣去除？

3 頭痛

台灣有十萬人天天在頭痛，每月至少發生一次頭痛的人，比例也高達六成。何謂頭痛？頭部、脖子以上的痛，包括臉，都叫頭痛。有人靠藥物止痛，有人到處求診，但疼痛依然不見改善。頭痛看起來不像是什麼大毛病，痛起來卻要人命，給人們帶來相當大困擾，人們多多少少嘗過頭痛滋味，嚴重的甚至瀕臨崩潰、分裂，許多偉大事業因此停擺，雄心壯志爲之頹喪，實在不容等閒視之。

黃〇招，廣東梅縣人，已經七十幾歲了，頭痛超過四十年以上，找遍中西醫都沒效，一位很有名的神經內科教授叫做朱〇欣，標榜治療頭痛也沒看好，還讓體重減了八公斤，她本來已經很瘦很瘦了，一減八公斤以後，皮膚的皺紋拉起來，瘦得跟猴子一樣。我讓她吃一個星期的藥，四十多年的毛病一週就好了。第二週她來，神秘兮兮的告訴我，今天來不是來找我看診，是要來商量一件事情，他說你給我的藥吃了以後，我的頭痛就全部好了，四十多年來沒有那麼舒服過，所以我和你商量，我要登報感謝你。

各種頭痛症狀

◎腦部長東西

最頭痛的腦部長東西。

有一個小女生叫莊○霖，小一就開過兩次刀，開完腦後，眼睛就看不見了。小二時又開第三次刀。一般腦部長東西的話，辨症認知最明顯的，第一會像針扎或像鎚擊一樣疼；第二疼痛發作的時候，常常眼睛會模糊，甚至眼睛就看不見了；第三常常會有嘔吐的反應。腦部長瘤一定會頭痛，這是頭痛裡面最棘手的。

◎高血壓、低血壓頭痛

高血壓也會頭痛，且常常伴隨暈眩，一到下午，兩個顴骨會潮紅，頸椎會僵硬，手會有點麻，有點頭重腳輕的感覺，甚至有便秘的現象。

低血壓正好相反，臉色比較容易蒼白，唇色也沒有血色，手腳冰冷，大便不成型，尿尿次數很多，也會暈眩，蹲下去起來暈眩。與貧血的頭痛有點類似，因爲血壓低就是表示心臟的力量比較弱，貧血的話血液當然不夠輸送出去，所以貧血的頭痛與低血壓的頭痛有點接近。

◎感冒頭痛

感冒當然會頭痛。感冒一定有感冒症狀，有人會咳嗽、鼻塞、打噴嚏、流鼻水、喉嚨痛、發燒。便秘也會頭痛。人體上面有七個竅，下面有二個竅，下面的大便不通，積存的廢物沒有地方出入，就一定會找另外的管道，毒素就會干擾、刺激我們的大腦，就造成頭痛。

便秘頭痛有時候也出現肚子痛，很多小朋友肚子一絞痛，送到大醫院發現不得了，怎麼肚子裡面那麼多的香腸，因爲糞便愈積愈硬，摸都可以摸到。

◎失眠就頭痛

睡眠不足會頭痛，有人對睡眠需求很大，一睡眠不足就頭痛得厲害；有人一緊張就頭痛，一緊張肌肉血管、神經就痙攣，一痙攣就不通，不通就頭痛。

情緒化的頭痛就是歇斯底里，你不可以講他，一講他就痛得不得了。

◎產後頭痛

一般女性要考慮產後的狀況，有一個病名叫「產後風」，就是產後感冒的意思，沒有處理好的話，產後感冒有的可以拖延幾十年。現在新新人類沒有概念，以前女人生完孩子以後，不可以碰生水，不能碰冰冷的東西，不能吃生冷的東西，出門就要戴帽子或包頭巾免除風寒的侵襲。

產婦受到風邪、寒邪，當然就會頭痛，會從二十幾歲一直痛三、四十年，怎麼治都治不好，所以產後風也是導致頭痛的一種。

◎偏頭痛

偏頭痛在左右兩邊有所不同。中醫所謂的「左血右氣」，就是指左側和血液有關，可能爲血液不足或阻塞引起，阻塞就用活血化淤的藥，血不夠則補血。右偏頭痛與氣有關，可用行氣、補氣的藥。

頭痛看經脈

風、暑、濕、燥、寒、火都會造成頭痛，都會造成身體的不適，就應針對這種種現象用藥。風邪、寒邪我們就用辛散的藥，荊芥、紫蘇這些屬於辛溫的藥，桑葉、菊花這些都屬於辛涼的，桂枝這些也都屬於辛溫類。所以治療的方向不同，很多人不瞭解，感冒就用「百服寧」、頭痛就用「五分珠」、「普拿疼」，吃下去確實不痛了，但是下回可能比原先更痛，藥效過後會比原先更痛。

頭痛分三陽，陽明頭痛在額頭。

《內經》說傷寒一日巨陽，脈走到頸椎，在脊椎正中央督脈兩邊有風府、風池，太陽膀胱經連風府、風池，所以頭、頸椎會僵硬疼痛，「七日太陽病衰」，頭痛就緩和下來。人體本身就有對抗病邪的本能，經過一週期（七日）病邪衰滅，身體的功能自然恢復。

接下來，「二日陽明受之」，陽明大腸經跑到迎香，內眼角是太陽膀胱經，外眼角是少陽經，紅血絲若是由下往上發展的是陽明，由上往下發展的是太陽，二邊外眼角部分的紅血絲是少陽。包括痛針眼、麥粒腫，有的長在外眼角的地方，用柴胡劑後就會消

川芎茶調散

這方可以治療所有正偏頭痛，爲醫師臨床上最常用的處方。組成爲薄荷、川芎、荆芥、羌活、白芷、甘草、防風、細辛，可以治諸風上攻，治偏頭痛，惡風有汗、憎寒壯熱、鼻塞痰盛、頭暈目眩都可運用。羌活治太陽頭痛，白芷治陽明頭痛，柴胡治少陽頭痛，細辛治少陰頭痛等。

其中，防風爲所有風藥的先導者，可以解表散熱，由於風熱在上，宜於升散，而巔頂之上只有風藥可到，因此頭痛必用風藥。另外，因薄荷、荆芥能消散風熱、清利頭目，與其他成分配合，上行可升清陽而散鬱火，再加上有甘草緩中，茶又能上清頭目，所以這是很平妥有效的方。

川芎茶調散最特別的地方，就是一定要以茶調服。由此可知，很多人以訛傳訛説吃中藥不能喝茶，實在是錯誤觀念。

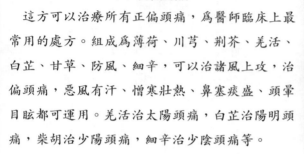

腫，所以耳朵及脖子兩邊的毛病用小柴胡湯（見46頁）處理，很多淋巴節結用小柴胡湯也都可解決，但一定要配合飲食管制，不能吃炸的東西。

其三，「挾鼻絡於目」。全身骨頭痠痛，發燒、鼻子乾乾的，身熱目痛，會有結膜炎、角膜炎等，睡不著覺，仲景有陽明頭痛「二日陽明病，反無汗而小便利，二三日嘔而咳，手足厥（冰冷）者」，血液無法送到大腦，必有頭痛之苦。如果不咳不嘔，手足不厥者，這類頭痛在二三日，而不在傳病之一日，且因嘔咳而不因於外邪也，一日傷寒不大便六七日。很多頭痛是因腸胃引起，因此要考慮是否有便秘、腸胃炎等。如果小孩發燒，摸其肚皮，若燙燙的，一定與腸胃有關。

前額頭痛是陽明頭痛，用白芷；後腦頭痛是太陽頭痛，用桂枝湯（見43頁）加減；耳朵兩側頭痛是少陽頭痛，用小柴胡湯。

4 內分泌

人體的任脈是主胞胎，衝脈爲血海，包胎事實上與內分泌有關聯。任督二脈都會到達大腦，所以說內分泌是由大腦指揮掌控。我們的老祖宗老早就觀察到藥材在體內的走法，譬如說鹿茸可以走督脈，龜板就走任脈。

所謂打通任督，事實上就可以促進荷爾蒙的分泌，荷爾蒙事實上也屬於內分泌系統，中醫說的無管腺，事實上就是內分泌系統。胰島腺分泌、性腺分泌、荷爾蒙分泌，都屬於內分泌系統，所以中醫老早就知道。中醫並沒有內分泌的名詞，但是在很多現象的表現上面，就已經講明。

譬如生寶寶後沒有奶水，要讓奶水增加，就要用通草，它們會到達大腦，提醒腦下垂體促進乳汁分泌；月經不來，也是讓藥到達腦下垂體，讓腦下垂體做工，月經就來了，這些都是促進內分泌的。

更年期也是內分泌的問題，就用加味逍遙散（見213頁）、炙甘草湯（見48、165頁）來促進，另外鹿茸也很理想，紫河車更是，紫河車又叫做胞衣，就是促進荷爾蒙分泌，而達到調節內分泌平衡的目的。

西醫也有荷爾蒙治療，但是所給的荷爾蒙是人工合成，已經有很多報告說吃荷爾蒙會得癌症，藥都是用化學合成的，如果本來就有癌症，服用荷爾蒙以後，可能益發導致癌細胞的出現。偏偏就有許多人執迷不悟，再怎樣苦口婆心地勸講，就是聽不進去。中醫不像西醫以專門的字眼來強調敘述，但是會在不同場合、不同器官的生理表現上提及內分泌，或許用的不是荷爾蒙、內分泌等字眼而已。

第3篇

五官照顧

1 眼睛

中醫眼科的歷史，《黃帝內經・靈樞》中的〈大惑論篇〉就提到，在兩千多年前就已經深刻瞭解，人類眼睛的生理現象是由大腦發出來的。

治眼先治肝

中醫的基礎理論並不是很深奧的，人體的肝、心、脾、肺、腎，與身體的外在器官都有聯繫，中醫說「肝爲罷極之本」，又說「肝開竅於目」，所以治療眼疾從肝入手。這讓現代醫學很納悶，爲什麼中醫治療眼睛是從肝臟治？很有意思吧！

現代人眼睛有問題，不論是眼屎多、有異物感、紅眼睛等等，在治療上，一般眼科大夫大都使用消炎藥，或者洗眼睛、點眼藥水等方式處理，但是現在很多眼藥水可能含有類固醇，經常使用容易造成眼壓過高，甚至形成青光眼，相當麻煩。

到目前為止，現代醫學界對青光眼和眼壓過高，仍然沒有一套很有效的醫治方法，點藥沒有效果，就會開刀或雷射，效果也不顯著，後遺症更是不少。

中醫的眼科根基紮實，可惜很多人不明瞭。中醫有眼科的時候，西方醫學都還不曉得在什麼地方呢，《內經・大惑論》；《黃帝內經》中將眼睛的生理作用描述得非常清楚，也詳細介紹了眼科的病理及治療理論。唐朝孫思邈先生著有《銀海精微》，為中國醫學史上第一本眼科專書，「銀海」就是指我們的眼睛，眼睛的構造是非常精微的，所以叫銀海精微。想想看唐朝距離現在一千多年，西醫學的發展到現在也不過幾百年！

中醫的眼科還有外科，只是因為宋朝禮教興起後，反而受限，讓人愈來愈不瞭解中醫的奧妙。宋朝時也有一本《眼科龍木論》，為和尚龍木山人所寫，明朝傅仁宇先生寫《審視瑤函》，更擴充前人的論述。

我的父親從事醫療工作四十多年，他的師父為竹東的一位藍大夫，有一次父親看到他的師父醫治一位眼睛不小心被竹木刺進玻璃體的病患，以現代醫學角度評估，失明的機率鐵定很高，但是藍大夫不但治好，還讓他恢復視力，相當不簡單。可惜父親沒學到師父的眼科醫術，只學到可以治療角膜炎、結膜炎的簡單方藥。

事實上，中醫的辨證論治很科學。以「紅眼睛」為例，就有觀察血絲走向的分別：

眼睛中血絲如果從上面往下面發展，稱爲「太陽病」；如果是從下面往上面發展，稱爲「陽明病」；呈放射狀者，不管是從裡向外或從外向裡放射，都稱爲「少陽病」。不同症狀，所用的療方當然不一樣。

中醫說：「肝開竅於目。」如果肝火太盛，特別容易導致眼睛紅、佈血絲，嘴巴也會覺得苦澀。肝臟在人體裡擔任國防部的角色，所有外來的敵人都要肝臟對付。因爲肝主驚嚇的驚，憤怒的怒，與少陽經互爲表裡，少陽經繞到耳朵，所以會耳鳴，會暈眩，眼睛會乾，會刺痛，長眼屎；胸口也會悶，因爲胸脅的淋巴管也是肝膽所管；人也常常抽筋，因爲肝管筋骨的筋；尿尿的顏色可能很深，一般正常的尿色是淡淡的黃，如果尿的顏色是咖啡色，那你的肝指數一定已經一千多了。

另外，時常我們會聽到人家說「肝火太旺」，或者說人「大動肝火」。中醫認爲，人體的火有兩種：一爲「君火」，一爲「相火」，君火又稱心火，相火則包括肝、膽、三焦、命門等。其實不僅肝火，人體每一器官都有「火」，但是以肝火最常見。

也因爲如此，很多眼睛的病變，包括眼睛癢、眼睛紅、眼睛腫、眼睛痛、見風流淚、眼睛乾澀，中醫常以養肝血、明目淸熱的藥，像枸杞、菊花、鮑魚等入肝的，吃了，眼睛就恢復。

紅眼睛、眼球充血

眼睛不舒服、發炎等，就會有紅眼睛現象。

紅眼睛就用竹葉石膏湯，然後小柴胡湯（見46頁）加木賊草加茺蔚子。茺蔚子其實是益母草的果實，顧名思義，不管是生理功能、週期的調和與否，對女性都能夠有關鍵性的作用，所以才叫做益母草，在大陸的話是把它熬成膏，叫做益母草膏。它本身是屬於唇形科植物，對調經理帶有很好的效果。益母草子就是茺蔚子，對眼睛非常好，所以有明目作用。

熬夜比較透支體力，喜歡吃烤炸食物，最後還有便秘，都會導致眼球出血。

便秘的時候常常會用力，一用力擠壓的結果，氣就往上衝；這個氣一往上衝，就出現眼底出血。眼底出血基本上，正常的人，大概三到五天，人體本身會把出血的現象吞噬、吸收掉，但是如果你是長期習慣性便秘的人，這次解大便導致眼底出血，還沒有吸收吞噬，隔兩天便秘又用力擠壓，所以始終就像兔寶寶一樣。

我看過紅眼球歷史最悠久的有二十多年的，二十多年眼睛就像兔寶寶一樣，西醫一籌莫展。病例中也包括本身是醫師的人，是風濕過敏科的醫師，他的紅眼球在西醫眼科的診斷名稱就叫做虹彩炎，他本身是風濕過敏的醫師，眼科不是專長，所以當然不可能自己開處方，就找同事眼科大夫看，看了四年半都看不好，到我這邊大概只吃了十天藥就有改善。他正好要去奧地利，拿了兩星期的藥，據他自己的觀察，發現大概吃到第十天，虹彩炎現象幾乎好了八成。

無獨有偶地，有位呂先生，三十多歲，曾經在金門街的對面開一間照相器材行，我民國八十五年離開公職，在羅斯福路六段一家長青中醫醫院駐診，呂先生的虹彩炎前後和朱大夫的時間差不多，也是四年多，怎麼看眼科都沒有用。眼科大夫的評估是可能就這麼一輩子了，他眞的心灰意冷。有一天，他到金石堂逛書店，如果一個人的身體有一些病痛，他所關心的資訊，一定就是醫療方面的，他逛著逛著隨手拿了一本醫療書，書名叫《小病不求人》，翻著翻著就翻到朱大夫的病歷，好像撿到天山雪蓮般的感覺，如獲至寶，第二天就跑來找我，前後也是花了兩三次幾乎就好了，也沒有再犯。

結膜炎、角膜炎

我曾治療過一個國中一年級的楊姓學生，他因爲感冒引起角膜炎、結膜炎，整整看了三個月的西醫也沒醫好。每天眨眼睛，點眼藥點到整個眼黏答答，就是好不了。

夏天很容易感染結膜炎、角膜炎。從飲食來看，因爲天氣炎熱，一般人又多喜歡吃冰冷的東西，或者藉空調冷氣避暑，因而影響人的散熱系統。一旦有這些誘因，風熱上攻於目，就會導致結膜炎。另外，有些人很喜歡吃荔枝、龍眼、榴槤等容易上火的水果，中醫文獻記載，這些水果性質溫熱，吃多了容易長眼屎；還有像辣椒、大蒜、咖哩等刺激性燥熱食物，容易引起局部組織充血，尤其因爲眼睛角膜、結膜都是比較薄比較脆弱的部位，就容易發炎。

從生活習慣方面來看，夏季酷熱影響睡眠，身體容易倦怠，抵抗力也不好，眼睛就容易疲勞乾澀充血發炎；有人喜歡揉眼睛，很容易導致結膜受傷，或因游泳池水質不乾淨，也容易引發結膜炎、角膜炎。

中醫眼科學的典籍記載，結膜炎屬「天行赤眼」或「暴風客熱」，指的也是流行性或急性的眼疾。

眼壓過高

要知道自己眼壓過高，生活中有些簡單的診斷方法：眼眶有沒有脹痛的感覺？如果只是眼睛轉動時有痠痠的感覺，不一定是眼壓過高，有時可能是眼睛過度使用所導致。

桑葉＋菊花＋竹葉

感冒與感染很容易引起角膜炎、結膜炎，治療的方式很簡單，也很容易買到。以菊花、竹葉、桑葉三味藥就足夠。

菊花可以明目，竹葉可以消炎解熱，桑葉除了驅風作用，本身就屬涼性。將這三樣東西洗淨煮水，煮開冒蒸氣時，把不適的眼睛湊在蒸氣上方，薰蒸眼睛，使血管擴張，使血液快速流通，紅眼睛的現象就會消失。不過，感覺太熱時就需要休息一下，不要勉強，才不至於反而受傷。另一方面，喝煮出來的水，清涼退火，效果更好。

中醫理論中，因爲色青入肝，要治眼疾，就得由肝入手。青皮鴨蛋補肝，對眼睛當然好。治療角膜炎、結膜炎，也可採取鴨蛋敷療的方式。把青皮鴨蛋的外皮洗乾淨，與桑葉、竹葉、菊花一起煮熟，剝掉青皮殼，拿一條縫衣線切成兩半，直接矇在眼睛上滾動，處理一兩次後，並配合吃藥及薰蒸，很快就可改善結膜炎、角膜炎。

桑葉對眼睛很好，夏天用桑葉泡茶飲，甜甜的很好喝。蠶寶寶一生就光吃桑葉，而且不喝水，可見桑葉是很好的植物，人如果能天天吃一樣東西就維持一生，也是不錯的事吧，很可能有一天我自己就試驗看看。

一般人的正常眼壓是在二十以下，但眼壓高的人一感冒，壓力就會升得厲害。由於玻璃體承受不了壓力，嚴重者甚至可能失明。老年人及愛吃炸雞薯條等燥熱東西的人，比較容易有眼壓高的現象。

另外，因便秘太用力排便也會使眼壓升高，甚至產生眼睛出血現象，糖尿病患發生的比例也高。

對於眼壓過高，到現在為止，西醫的眼科只有三種方法：第一種是點眼藥水，一點下去常常有刺痛的感覺，很不舒服；第二種是開刀的方法，做外科的開刀好像也不是很理想；第三種方法就是做雷射，到現在為止，我們接觸過的眼壓過高的病患，這三種方法的處理都不是很理想。

在西醫的各科裡面，我們觀察眼科是最弱的一科，你從我們的診所一走出去就會看到，羅斯福路與和平東路轉角口的樓上有一家眼科，裡面有一位藍大夫，他曾經擔任台大的眼科專科醫師八年，還沒有凍省以前就在台北縣的省立台北醫院擔任眼科主任多年。後來他退下來自己開業，診所在新莊，住家在台北，新莊台北兩頭跑很累，他現在在台大有一個門診，另外這邊大概有三個門診，所以我想大概新莊的診所結束了，因為太忙而且賺的錢全部繳稅，繳給無能的政府，很心不甘情不願，他就講一句話，他說眼科所有的外科部分，他已經出國好幾次，包括眼角膜的移植，包括整個玻璃體全部拿掉，我給你換一顆別人的眼睛，這些整個外科手術全都沒有問題，學得都很好，做的成績也很不錯，可是有很多很簡單的動作、很簡單的症狀，他們都看過嗎？

有沒有發現很多的小朋友，沒事就在揉眼睛，眼睛癢得不得了，因爲鼻子癢眼睛也就跟著癢，五官是互通的。所以他說眼睛癢了，他們都看不好，不外乎弄一點眼藥膏、弄一點眼藥水給你點一點。眼藥水裡，大家都知道現在很多都加類固醇，當然能吸收的就吸收，不能吸收的就沈澱；沈澱以後，久而久之就造成眼壓過高，就這樣始終一直循環。

對於眼壓過高，我們用苓桂朮甘湯（見81頁）加懷牛膝加車前子，快者三天就見效。我在台中社會大學有開教學門診的課，一位許先生眼壓很高，去看眼科大夫，眼科大夫給他評估的結果，不外乎我們上述講的三種處理方式，結果我給他吃苓桂朮甘湯加味，只吃三天，眼壓就下來了；然後他再去看眼科大夫，那個眼科大夫有點發愣的感覺，他的意思是說怎麼可能，怎麼可能吃中藥眼壓會下來呢？我處理過的可以說屢試不爽，不僅可以處理眼壓過高，即使眼底出血也有效。

白內障

木賊草屬於木賊草科植物，觸摸的感覺，像是摸到現在工業用的砂紙，鐵等金屬生鏽，就用沙紙抹抹，鏽就去掉了，木賊草就有這個作用。古代沒有玻璃的鏡子，鏡子都是用銅做的，銅鏡每天都要擦，一定要勤拂拭，才能鑑人，銅鏡久不擦的話就蒙塵了。

我在當兵時，每天固定兩個工作，第一個就是擦皮帶環扣，第二個就是擦槍膛。你看排隊一排全部都亮亮的，太陽一曬就會反射，照到你的眼睛還會刺眼。皮帶環扣一定要每天擦，久了不擦就生銅綠，銅上長綠綠的東西，繼續不擦的話，那個細菌很厲害，連銅鐵它都能把你吃掉，所以就會有一條溝，像蚯蚓爬過的痕跡一樣。長銅綠時，就是用木賊草，把它擦擦，銅綠就沒了；然後再擦銅油，又回到光可鑑人。木賊草連銅綠都可以去掉，眼睛的白內障，它照樣可以把你去掉。所以我們治療白內障，首選的用藥就是木賊草，你不用它你要用什麼？

第二就用蟬蛻，樹上的知了脫皮就叫做金蟬脫殼，所以有的時候叫它金蟬，有的時候叫它蟬蛻，有的時候又稱它蟬衣，因為蟬寶寶穿的衣服有不同的說法。當皮膚有毛病的時候，你用蟬蛻就可以把舊皮膚脫掉，換來新的皮膚，皮膚病不就好了嗎？這個叫做

「取類比象」。吃豬肝補肝，吃豬心補心，都叫取類比象。皮膚病、白內障，使用蟬蛻，它脫了一層皮，是不是把你眼睛的白內障就脫掉了；脫掉了你的白內障不是就好了嗎？透過木賊草像砂輪的砂子摩擦，把它摩擦掉，又透過蟬蛻的脫皮把它脫掉，蟬蛻可以治白內障、治皮膚病，就是這樣來的。

眨眼眨不停

現代社會還有一種奇怪現象，明明知道是有毒的東西，竟然西醫在運用，例如說有人的眼睛一直眨一直眨，西醫就在他的眼皮上面注射肉毒桿菌。要知道：腸胃消化系統感染肉毒桿菌，就有可能出現上吐下瀉、腹痛等症狀；明明有毒的肉毒桿菌，注射在眼皮上，剛打進去會產生一種抗痙攣效果，不久後，還是在眨眼。到現在爲止，我們治療眨眼沒有一例不成功的，快的一包，有的時候三或五天就不眨眼了。

王○惠就是因爲老眨眼，所以來找我看。我給她開了處方用藥以後，她問我要吃多久，我說一包就好了，果然她八點鐘吃藥，等到九點，自己覺得奇怪，怎麼不眨了呢？九點等到十點還是不眨，十點等到十一點也是不眨，眞的吃了一包藥就好了。

還有一個學員陳○峰，跟我學了很久，他太太也是眨眼眨得很厲害，當時已經和神經內科教授胡〇華約好診，陳〇峰就對老婆講：「這樣好了，你給我三天的時間，如果三天沒有反應，你要去看胡〇華胡教授就去！」結果他照我的處方給他太太吃，不到兩天就不再眨眼，很厲害喔！

眨眼與眼睛閉不起來，機轉是一樣的，有人是眼睛睜不開、眼皮掉下來，雖然人數相對比較少，不過我也處理過好些。歷史上有一個人睡覺時，眼睛是睜開的，這個人就是桃園三結義的老三張翼德張飛先生。張飛睡覺時，眼睛張得像牛眼一樣，蠻嚇人的。眨眼或眼睛閉不起來，就是因爲眼皮太過緊張，所以要想辦法鬆掉。有關這種症狀的解法，任何文件裡都沒有記載，我一直在思考：既然閉不起來、既然眨眼眼皮痙攣，那就應該要抗痙攣，用可以鬆弛的藥，竟然就對了。

我用的藥方，就是葛根湯（見下頁）。

飛蚊症

談到眼睛的話，還會有一個現代文明病，就是飛蚊症；尤其有了電腦媒體以後，眼睛隨時要適應螢幕，久而久之就產生像蚊蟲飛來飛去的景象。現在飛蚊症的人多少，我沒有統計，在我手頭上的紀錄，少說也有幾百例。

對症有方

葛根湯

葛根本身是植物，蔓藤類豆科植物，含有一種具鬆弛作用的成分，葛根湯一共七味藥，然後加鉤藤、加秦艽——秦艽是龍膽草科植物，鉤藤是茜草科植物——秦艽和鉤藤是鬆弛劑。爲什麼會眨眼？眼睛爲什麼閉不起來？就是眼皮產生一種痙攣反應，西醫沒有藥，就注射肉毒桿菌，但是不可能會好的。但是葛根湯，快者一包，慢者三、五天，所有眨眼症狀都沒了。

我可是捕「蚊」專家，飛蚊症的每一例我都看得好，就用強化肝臟的功能補肝，以杞菊地黃，用加味逍遙（見213頁）。

說到枸杞、菊花，在清朝有一本書，作者是陸定圃，又叫陸以湉，他在著述的《冷廬醫話》一書中最推崇的就是用枸杞、菊花做爲養護眼睛的用藥。可以做成藥丸，叫做杞菊丸；可以泡茶，加一兩片甘草進去，味道就很甜很好吃，對養護眼睛最好。

菊花的量不要買多，因爲菊花如果放久，即使是放在罐子裡，蓋子蓋緊了，還是會長小蛾，因爲可能有蝴蝶在上面產卵，又沒有經過特殊處理；採收之後把它壓扁，放進冷凍庫冷凍，在定溫底下卵不會孵化，但是拆封之後在適溫下很快卵就孵化了，所以會產生小蛾。一

眼睛養生方

枸杞和菊花如果做成藥丸當然也可以，但是最方便莫過於這兩樣東西直接拿來泡茶。四斤枸杞搭配一斤菊花就可以。

枸杞是茄科植物，馬鈴薯、番茄、茄子，也全都是茄科植物；番茄含有高營養價位，預估是二十一世紀人類最主要的營養來源；馬鈴薯，則在英國幾乎被視爲主食；因而就可看出很多茄科植物的高營養。

對症有方

般菊花採收後要經過殺青處理，放在蒸籠裡蒸，蒸過之後蟲卵就死掉，這樣放再久都不會長小蛾。

現代社會的燈光、印刷品，還有資訊時代專利品——電腦螢幕，對人的眼睛傷害很大，甚至造成很多飛蚊症的病患，若能及早養護眼睛，常喝菊花枸杞茶，一定會有很大幫助。

枸杞菊花之外，生吞黑豆也有功效。我從民國七十九年開始生吞黑豆，《冷廬醫話》一書中，對眼睛養護最推崇的養生方是枸杞菊花，其次就是生吞黑豆。陸定圃也提到有個考官，在四十多歲的時候，視力就很差，後來生吞黑豆，到了八十幾歲，連蠅頭小楷都能看得很清楚。由此可見，生吞黑豆對整個視力的改善，確實發生作用。

我在民國六十年間，曾經生呑過半年，但是欠缺恆心毅力決心，就中斷了。這就像寫日記一樣，有人剛開始興致勃勃，寫了一個星期之後，就改成週記，過一個月之後就變成月記，最後可能變成年記，更可能三年才記上一筆，能夠一輩子寫的人太難得了。我是從民國四十六年四月二十六日寫日記寫到現在，寫了四十多年。民國六十年中斷後，我從民國七十九年七月二日開始到現在，每天生呑黑豆四十九顆，已經滿十二年。

從民國八十三年起，生呑黑豆曾引起相當大的轟動，還被八十四年的《商業周刊》評鑑爲十大風雲產品；也拜《中國時報》之賜，因爲報導呑黑豆的文章刊出來，標題非常大，非常醒目吸引人，它的標題是〈黑豆黑豆我愛你〉，大家一看就很新奇，我接了可能超過五百通電話，問我黑豆怎麼呑？呑了以後會怎麼樣？呑了效應會如何？到現在歷久不衰，沒有中輟。到現在，沒有停止生呑黑豆的人，可能找不到一百個，其中當然包括我自己。

呑黑豆第一個能夠強肝，第二能解毒，第三明目，第四補腎。所選擇的黑豆，皮要黑，肉是青綠，爲青仁黑豆，色青入肝色黑入腎，所以能補肝腎，其實最主要的功能還是在解毒明目。在《醫方集解》裡有一方，只有兩味藥，一味甘草，一味黑豆，稱爲解毒湯。

曾有一位電子公司的老闆，帶著員工到中南部旅遊，參觀某些著名景點，其中安排了一家製藥廠，藥廠給每個人一個藥丸子，強調「有病治病無病強身」，大部分員工就都吃了，只有老闆因爲不好意思吃就帶回家，回家吃了後，頭腫嘴唇也腫，連生殖器都腫了，如果去看西醫，可能醫生會懷疑是否進行不當的性行爲所致，所以老闆不敢就醫，於是打電話向我求救。我教他，家裡有綠豆，就煮綠豆，不吃綠豆就喝綠豆湯，有黑豆就煮黑豆湯，有甘草、黑豆更好，服用之後就消腫了，第二天我再開小柴胡湯（見46頁），因爲小柴胡湯是和解之劑。

現在我所用的解毒茶，除了甘草、黑豆，再加上金銀花。金銀花爲忍冬科植物，有消除腫瘤的作用，所以平常喝解毒茶也有預防腫瘤的效果。

我曾經在重慶南路，當年王昇先生的辦公室，碰見一未來自河南的安老先生，他到黎明大樓免費教書法，八十幾歲的老人寫字手不會抖，他不坐電梯從一樓走到十二樓，氣定神閒，我就請教他養生之道，他說：「我沒有任何養生秘訣，只有吞黑豆，吞了五十幾年了！」那時我就想，如果我能再吞個五十年，也未嘗不是一個好現象啊！

所以養護眼睛，多吃枸杞菊花，生吞黑豆，都是很不錯的，治療飛蚊症除了這兩個方以外，我還運用一個特殊處方，裡邊有二味礦石的東西：一味是磁鐵石，另外一味是

對症有方

神麴・烏神茶

優酪乳等冰冷食品會傷肺，神麴就不會有這種反應，它是用六種藥材一起發酵，發酵以後壓成磚塊一樣，可以沖泡成茶來喝。和烏梅在一起，加一些甘草片，用水沖有一點酸酸甜甜的味道，比優格還好吃，就叫做烏神茶。如果能推廣到餐館最好，全台灣的餐館，吃完飯以後就送上一杯烏神茶，因爲吃太油膩的肚子悶脹感，馬上就消脂，而且可以讓肚子的脹氣感整個消掉。

要出國的話，也可以帶點中藥出去。碰到水土不服的話，烏梅可以止瀉，胃口不開還能開胃，幫助消化。

硃砂，再加一味就是神麴。神麴也是相當實用的藥材，由六種藥材綜合，經過發酵，裡面就含有酵素。現在人喝養樂多、優酪乳，就是在攝取酵母，我們老祖宗兩千年前就用這個幫助消化了。日常保養的話，用神麴加烏梅煮成「烏神茶」溫服取代優酪乳，也是很好的。

2 耳朵

在門診中發現，最近耳鳴、耳聾的人愈來愈多了。

耳鳴·突發性耳聾

耳鳴就是隨時都像有人在旁邊講話，有些人是吱吱叫的聲音，有的人聽到的則像火車轟隆轟隆聲一般。白天因為環境聲音多，比較容易忽略；夜深人靜的時候，就顯得嚴重。

感冒、疲勞或坐飛機等，都可能導致耳鳴。有人只要環境改變就好了，比如下飛機後人就沒事；至於疲勞則需要自己幫自己，調整生活作息或改善工作形態；感冒的話，當然治癒感冒就沒問題了。另外，臨床上有很多吃錯藥導致嚴重的聽力障礙。有些人耳聾是職業病，有沒有發現，用電鑽挖馬路的人，或駕駛挖土機的工人，或早期有戰爭時的炮兵等，出現耳聾耳鳴的機會特別大。

耳朵的問題，由感冒引起的，與少陽經有關。如果是這樣，用小柴胡湯（見46頁）效果就很靈光。以西醫的說法，一感冒很可能就引起內耳炎、中耳炎，擦藥不行就得開刀。

現在，又出現一種原因不明的叫做「突發性耳聾」，到目前為止，有一個吳先生是唯一到現在沒有明顯反應的病歷。吳先生有一天與同事吵架，突然間一隻耳朵就聽不到了。問他後不後悔，他說何止後悔，或許因為個性比較躁，容易與人家吵架，一吵就聽不到聲音，從此他就開始學心靜，這樣子失之東隅，收之桑榆，何嘗不是一件好事。

突發性耳聾，或者年紀大了後的退化現象，就從腎治療。因為腎開竅在耳朵，肺開竅在鼻腔，脾胃開竅在口唇，心開竅在舌頭，肝開竅在眼睛，所以耳朵的病要從腎去治。中醫用腎氣丸（見229、253頁）、右歸丸。另外耳朵也是一竅，所以就一定要用通竅的藥，遠志、菖蒲等最好，麝香（見下頁）也很靈光，但價位比較高。

這些年來我還用了一個處方——磁硃丸，藥裡的硃砂，現在被列為盡量避免使用的重金屬，因為硃砂裡有水銀，身體累積太多的水銀會造成重金屬中毒，不過老祖宗認為第一味藥就是硃砂，關鍵在於古人遵古法炮製，不至於累積太多的重金屬。這方子就磁石、硃砂、神麴（見131頁）三味藥，可以治三種疑難雜症：耳聾、精神分裂和飛蚊症。

我曾經有一個病患，有單側耳聾的問題，我就用這樣一個處理的方式，以腎氣丸加通竅的遠志、菖蒲，再加磁硃丸，吃了之後，他有一天發

麝香

麝香很神奇。我有位親戚住在苗栗大湖，六十幾歲腦中風後送到林口長庚醫院開腦，但一開腦後就要用引流管，往往會引起細菌、病毒感染，結果變成腦膜炎，之後就昏迷躺了半年，都沒有動靜，大小便都要人家料理，只是會呼吸而已。我就用了麝香。當然我也用桃核承氣湯、柴胡龍牡湯等這活血化瘀的方子，因爲腦部有東西要把它化掉，像當歸、川芎就肯定有活血的作用、有化瘀擴張血管的作用，結果就吃這些活血化瘀，每一次加一罐麝香，吃下去後就醒過來了。

人家在聊天說，沒想到才六十出頭就開腦什麼的，發現他一直在流淚，表示意識已經甦醒。慢慢吃才吃到十幾罐，已經眼睛睜開會說話了，慢慢也會坐輪椅，能走路了，就只是還不會操作家事，這樣已經很不錯了。眞正的天然麝香吃進去後的排泄物都還有麝香味，眞是不可思議。

現，原來聽不到的那隻耳朵，比原來聽得見的耳朵聽力還要好，他非常高興，又介紹一個朋友來找我。

耳朵流膿或長裸粒

現代人喜歡吃烤炸食物，就比較容易出現這種現象。

流膿的感覺很不好，基本上我用小柴胡湯處理，如果有惡臭，就加一點消炎的藥。羅斯福路三段有一家中醫院，裡面有一位黃小姐，她的兒子耳朵流濃流了約十年，只能找耳鼻喉科定期清洗、上上藥啦，但是我給他吃了兩帖藥，全部都好了，導致她對中醫著迷，努力聽課。她也不是想當醫師，主要就是想要懂，知道如果遇到狀況自己可以面對或處理，起碼不會一碰到問題就慌張，然後去找西醫，最後就被西醫宰割，被西醫殘害；自己懂了，心裡就會很篤定，不會慌張。

耳朵流膿的狀況，主要用車前子和牛膝，牛膝的藥性往下焦走，車前子有利水的作用，既然耳膜、耳內有滲出物，就要把水份代掉，所以有時候要用小柴胡湯搭配苓桂朮甘湯（見81頁）；味濃惡臭就加連翹，有時候也加青蒿，青蒿屬於菊科植物，所有菊科植物都有清熱解毒的作用。

耳朵是竅，就一定要用通竅的藥。在所有的中藥材裡面，通竅的藥最好、最神奇的就是麝香。所以懷孕的人，連聞麝香都不行，聞到有時候就會「落胎」。

只要是香香味道的東西，通常一定通竅，我們的香菜、芹菜等都是。因爲通竅，所以就能刺激腦下垂體。吃芹菜以前人家說是降壓，其實它不僅可以降壓，還可以通腦竅。像胡椒粉，很多人感冒鼻塞聞不到味道，但在灑胡椒粉的時候會打噴嚏，結果鼻子就通了；在炒辣椒、豆豉、小魚干的時候，廚房門沒關好，聞到味道也會打噴嚏，記住！有香味的東西就一定會通竅。

3 鼻子

中醫說：「肺開竅在鼻。」所謂「心肺有病，鼻爲之不利」，所以看鼻子的毛病不是單純的從鼻子、鼻腔，要從心肺看。

鼻腔黏膜、口腔黏膜、眼睛的角膜、結膜，所有人體裡面的膜都是在保護人體器官的，如果動不動就洗鼻子，就沒有保護膜了，引起感染的機會也特別多，很可能演變爲慢性鼻竇炎、慢性咽喉炎、慢性喉頭炎，一拖就拖幾十年。不要動不動就洗，這是不好的習慣。

鼻涕倒流

鼻涕倒流的話，苓桂朮甘湯（見81頁）就很好用，葛根湯（見127頁）也很好。葛根湯可以治鼻子的毛病，因爲其中的桂枝有強心、擴張血管的作用，葛根、芍藥有鬆弛作用。治鼻病也可以加通竅的藥，遠志、菖蒲等；小青龍湯也很有效，但使用時有一定的限制：鼻涕、痰一定要是稀稀白白呈泡沫狀時才行，因爲小青龍湯的八味藥裡面，麻、桂、乾薑、細辛、半夏都是熱性的藥，假如鼻涕、痰是黃黃濃濃、稠稠黏黏的，繼續用熱性的藥的話，就是火上加油，但如果是稀稀白白呈泡沫狀像鷄蛋淸一樣，那就是屬於寒證，寒證找熱藥，當然適宜。

鼻塞、長鼻息肉

統計學上來看，肥胖型人鼻塞的比例較高，因爲肥胖者胸腔的肺活量比較差。有的人可能會長鼻息肉，或鼻骨比較狹窄；甚至導致一躺下去鼻子就不通，只能靠嘴巴呼吸，聲音就像拉鋸子一樣，嚴重的話會出現短暫的呼吸停止現象，更嚴重者甚至會有生命威脅。因爲呼吸停止，如果五秒、十秒還無所謂，如果停了幾十秒以上，呼吸接連不上，在睡覺中生命就可能結束了。

有一個韓先生，年齡還不到六十歲，某年三月廿五日，已經開第六次的鼻息肉，四月十日找我看，告訴我三月廿五到四月十日也才不過半個月，鼻息肉又在長了。所以割鼻息肉要割到什麼時候？割除了又長，割除了又長。

我就開很簡單的一味草藥：魚腥草。新鮮的魚腥草有魚腥味，乾品則沒有味道。乾品要使用的時候，先把它洗淨，泡在水裡面，然後搓揉一下，搓揉成棉花球狀，然後左邊長鼻息肉就塞左邊，右邊就塞右邊；當然不要同時塞，兩邊長鼻息肉就左右輪替。這樣的話，味道一刺激後，還會淸除掉鼻腔黏膜分泌的黃黃黏液，因爲魚腥草本身是非常好的抗菌、殺菌、消炎的藥材。

魚腥草滿山遍野都是，比較早期的藥典裡沒這一味藥，它是台灣民間常用的一味，在植物分類中屬於三白草科植物，不僅可以去掉鼻息肉，甚至可以消除胃裡的息肉。所以煮水當藥喝，或打成粉都可以，濃縮科學中藥也有這一味藥，使用範圍也相當廣。

附帶一提，胃部長息肉嚴重的話就是胃腫瘤，就變成胃癌。胃的某些局部，尤其有彎曲的地方，最容易長東西，也有惡性、良性之分。腸子也會變長息肉，一長息肉就容易堆積糞便，排便發生困難。

魚腥草單一味用也可以，配方用也可以，所以在鼻病裡，我常用魚腥草這味藥。長鼻息肉選擇開刀，當時可能感覺通暢，但是開鼻子也很不舒服，因爲會影響呼吸，就只能靠嘴巴，會容易有口乾舌燥、頭痛等問題出現。

流鼻血

當呼吸系統燥熱時，患者可能乾咳，甚至咳破微血管，導致痰中出現血絲；有的人（特別是小孩子）可能很容易流鼻血，甚至輕輕挖鼻孔都會流血，這時候就要用清燥救肺湯治療。

身體爲什麼會出血？因爲「熱傷陽絡則吐衄」，以肚臍爲界，肚臍以上稱陽，以下稱陰，肚臍上的陽絡，受到熱的影響，血管擴張到不能再擴張，導致微細血管破裂，在鼻子出來的叫做鼻衄，口腔出來的叫吐血，眼睛出血叫目衄，耳朵出血叫耳衄。另外，「熱傷陰絡則便血」。

既然熱就要用涼的藥，因爲熱會膨脹，涼藥會收縮，生地、元參（見74頁）屬性都是涼的，會讓血管收縮，不擴張，就不會導致血管破裂而出血。流鼻血，選擇成方可用清燥救肺湯（見下頁），加仙鶴草——它是薔薇科，也有人說它是爵床科——有收澀作用；也可以加元參、地黃，成分都含鐵，屬性爲涼性。如果不想選擇成方，就用仙鶴草五錢、蓮藕節二兩、白茅根二兩、生地黃五錢、元參五錢，煮水飲食，甜甜的，大人小孩都會喜歡，吃了之後就不會流鼻血了。

我看過的病例有晚上睡覺時，整個枕頭都是濕透的，弄不好的話，大量出血會造成大腦缺氧、心肌缺氧，甚至休克，所以還是要妥善處理爲宜。

打鼾

打鼾其實頗惹人嫌。一般打鼾的原因有幾個重要因素，肥胖者體型大呼吸重，容易打鼾；長鼻息肉或鼻塞，以致沒辦法呼吸，只能靠嘴巴張開呼吸，當然會打鼾，有的人甚至會磨牙；因感冒引起鼻塞，人難免也會打鼾。

過胖的人當然最好是減肥，如果是感冒引起，就投以治療感冒的藥物，比如說麻杏甘石湯（見下頁）、葛根湯，反應效果

對症有方

清燥救肺湯

清燥救肺湯組成爲桑葉、石膏、麥門冬、胡麻仁、甘草、阿膠、杏仁、人參、枇杷葉，顧名思義，這個方最主要的功能在於清燥潤肺、止咳平喘，尤其針對乾咳、肺結核病患咳不出痰來，激烈時甚至還出血的狀況很有效，因爲其中的阿膠含膠質，有修補作用，能修補破裂的血管，改善出血情況。

當然，如果小朋友莫名其妙流鼻血，也可以用清燥救肺湯予以治療。

就相當不錯；因爲鼻子毛病造成的，除了麻杏甘石湯，也可用瀉白散，瀉白就是瀉肺，因爲肺與鼻相通，所以有效，選用一些調和營衛氣血的方如葛根湯、大小青龍湯、苓桂朮甘湯、柴胡桂枝湯等，加上一些芳香通竅的白芷、細辛、遠志、蒼耳子等。不過服藥只是治標，主要打鼾是因爲鼻夾骨太窄、鼻息肉堵塞，根治還是要採取外科切除。

麻杏甘石湯

麻黃杏仁甘草石膏湯，簡稱爲麻杏甘石湯，也是仲景方。這個方從皮膚癢到肺炎都可以治：以麻杏甘石湯內服，再用這方加薄荷、蒼耳子等藥煮水洗頭，可以解頭皮癢；因爲肺開竅於鼻，打鼾也可以用此方；加上魚腥草、冬瓜子、蘆葦根等，對肺炎有療效；加木賊草、菊花、連翹等可以治眼疾；加連翹、荊芥、防風、牡丹皮等可以改善異位性皮膚炎的症狀；對瘖啞或咽喉腫痛也有幫助。

麻黃辛溫，可宣肺平喘；石膏辛甘而涼，可清泄肺熱；杏仁降氣宣肺，協同麻黃可止咳平喘；甘草調和諸藥，且能益氣和中，與石膏合用，既能生津止渴，又可制衡石膏的寒涼並保護胃氣。

4 口腔

風、暑、濕、燥、寒、火六邪，都是人致病的原因。張仲景《金匱要略》第七章談到「火逆上氣，咽喉不利及止逆下氣」。「氣上逆」就是現在所指的高血壓現象，「咽喉不利」則包括喉頭炎、聲帶發炎、慢性氣管炎等。

聲啞

常用聲音的人比較容易咳，甚至到最後就沒聲音了，現在有很多沒聲音的患者，多半問題出在不懂得腹式發音，因爲都是在喉頭發音，聲音比較尖銳，不需半個鐘頭就會口乾舌燥。有一個補習班的名師，從週一到週日，每天從早上八點鐘到晚上九點鐘都在上課，一天超過十個鐘頭，所以一個星期上課大概上七十個小時，聲音當然很糟。我請他想辦法把課減少，他露出一點爲難的表情，我再說如果課不減少，很難把病治好，我開藥給他，第二診時，他告訴我已經把課減少滿多了。像他這樣的喉嚨，沒有聲音是天經地義的事情。教師常常會聲音沙啞，或出現慢性咽喉炎，甚至因爲寫黑板造成肺結核病變，我一天大概最少看五個。

除了教書的，很多房屋仲介公司的業務員，爲了推案，爲了介紹說明解釋，一個案子甚至可以講三個鐘頭，當然脖子痠，手舉不起來，聲音沙啞，喉嚨也痛了。拍賣場的拍賣員、電話局的電話員，還有很多公司的特別助理，也是電話多，因爲發音不得法，勢必會產生問題，最後就要求醫。

對聲音沙啞、喉嚨長繭，麥門冬湯（見下頁）是首選方；此外，也可以考慮泡生脈飲（見48頁）或吃生脈散。幫助嗓子嘹亮，不會聲音沙啞，避免喉嚨疼痛，麥門冬湯也有用。有人喜歡泡澎大海，這當然沒有問題，其實以人參、麥冬、五味子，加甘草，一方面增強體力，維護體力，一方面又有預防聲音沙啞的效果。生脈飲加甘草叫生脈保元湯，可補元氣。工作上必須經常講話的人，不妨在早晨喝蛋白沖冰糖，有益養護聲帶。

牙齦腫

牙齒和腎有關係，因爲「齒爲骨之餘」，腎臟管骨髓，所以看牙科不能單純的只看

對症有方

麥門冬湯

《金匱要略》第七章提到：「大氣上逆咽喉不利，止逆下氣用麥門冬湯主之。」大氣上逆咽喉不利，當然就想咳，要止逆下氣，用麥門冬湯主之，這個方子有甘草、紅棗、粳米，還有麥冬、半夏、人參，一共六味藥，效果很好口感更好，可以治療也可以保養。人參補氣，人參、麥冬再加五味子就是生脈飲。

牙齒，如果要強固牙齒，就要多吃一些補腎的藥。

人體的上下齦與腸胃有絕對關係，因爲上牙齦是屬於足陽明胃經，下牙齦是手陽明大腸經，所以牙齦腫絕對與腸胃有關，治療牙齦腫痛，也就都從腸胃下手。喜歡吃烤的、炸的、比較刺激上火的東西，一沒節制，牙齦就會腫，一般我都是用甘露飲（見下頁）。甘露飲的作用幾乎都在腸胃系統，最主要有滋陰、降火作用。

嘴破

口腔、舌頭會破，與心火旺比較有關係，因爲心是開竅在舌，脾開竅在唇。我看過有嘴乾裂、嘴唇脫皮的患者，脫皮到什麼程度呢？到像保鮮膜一樣，可以一層一層剝開的程度。有的人嘴唇會整個龜裂，冬天龜裂還沒話說，因爲天氣一冷，血管、

對症有方

甘露飲

主要作用在「滋陰清熱、和血解毒」。組成甘露飲的為生地黃、熟地黃、天冬、麥冬、石斛、茵陳、黃芩、枳殼、枇杷葉和甘草，對胃中濕熱、牙宣口氣，口臭喉瘡、齒齦宣露及牙齦流血，都可以有所改善。

神經就收縮，一收縮就凍裂了；但是有人連夏天時嘴唇都裂。有的人是嘴唇會腫、舌頭麻、舌頭痛，口舌生瘡。所以這些我都從心、脾兩個器官處理。

南非有一位林姓女孩子，舌頭又腫又痛又麻，在南非就醫很久，最後醫師已經決定幫她做組織切片，希望瞭解問題出在哪裡。她嚇到，趕緊請一個月假，專程回來找我，結果我只給她吃了兩天藥，麻腫痛全都沒了。我就是用甘露飲作基礎，不僅口腔、舌頭的毛病可以用，包括牙周病、牙齦腫，都可以用甘露飲。此外，因為心開竅在舌，脾胃開竅在口唇，肝開竅在眼睛等，所以一定會加一點入心的藥，也就是大部分和大腦有關的藥，如遠志、連翹等；既然會腫就有火，所以加一些補水的藥如元參（見74頁），因為元參可以入腎，腎主水，就有補水的作用，補水就可以滅火，很快就會改善。

我看過有五十年口臭的，服一次甘露飲就好了一半；

很多口腔潰爛幾十年的，服一次後症狀也緩了一大半。

現在濃縮科學中藥很方便，有現成的甘露飲。如果嘴角炎或濾過性泡疹，甘露飲也用得上，有時候只要讓局部組織能夠有保護作用，根本不一定要治療，也就沒問題了。

傳統醫學不是在治病，而是在治人，最重要的是把病患的生理功能強固起來，不會動不動就趕盡殺絕。

口臭

嘴巴會臭就是腸胃的問題，輕微的就用清胃散和甘露飲，碰到有人口臭，就用甘露飲給他吃，因爲它含有很多養胃的藥。《內經》中有一句話「胃不和，則口臭」，口臭是因爲胃引起的；而「脾和就口淡」，「口淡」就意謂著沒有異味。如果用甘露飲功效不很明顯，就改用清胃散，保證口臭就會改善。

牙周病

中醫老早就有牙周病，不是現代醫學的名詞，中醫叫牙周病爲牙宣，宣是露出來的意思，牙齦露出來，牙刷一刷就流血了，就是牙周病。

西醫治牙周病是給牙膏給藥，中醫則給甘露飲，內服甘露飲，外刷骨碎補（見下頁），就靈光了。但是中醫認爲牙齒與腎有關係，牙齒是骨頭，硬得不得了，所以有一句話叫「齒爲骨之餘」，牙齒牢不牢靠，掉得厲不厲害，會不會搖晃、崩裂，都和腎有關。腎主骨，所以要保持牙齒雪白、不崩裂，就要多用補腎的藥。

骨碎補就是入腎的藥，我自己的經驗，只要是牙痛，就刷骨碎補，刷三天就不痛；再吃多含膠質的食物，一吃就不搖晃了。現在很多人都用黃芩牙膏，黃芩是大苦大寒的藥，對清潔口腔有幫助，但對牙周病不一定有幫助。

骨碎補爲常用中藥之一，有補腎強骨、續筋止痛之效。味苦，性溫。有續筋接骨、補益肝腎的功能。用於骨折損傷、筋骨疼痛、腰背痠痛、腳弱以及肝腎不足、耳鳴耳聾、腎虛齒搖、腎虛久瀉等。浸酒外擦可治禿髮。

骨碎補是補腎的藥，可以請藥店幫忙磨得很細，或買濃縮的藥粉，因爲濃縮的藥粉裡面大概有二〇％的澱粉，所有的濃縮藥粉一定要有賦形劑，也因此，所有的藥粉一定會註明有多少的澱粉在裡面，最好是用山藥賦形。

對症有方

骨碎補

骨碎補藥材之來源植物爲水龍骨科植物槲蕨之根莖，經採集調查，發現台灣地區之骨碎補有水龍骨科槲蕨屬植物一種，槲蕨；崖薑蕨屬一種，崖薑蕨；骨碎補科骨碎補屬植物三種，分別爲：大葉骨碎補、海州骨碎補、闊葉骨碎補，加上陰石蕨屬植物一種，共計六種。

甲狀腺腫

隋朝時有一本中國醫學史上的第一本、也是全世界第一本敘述病理學的書《病源總論》，又叫《諸病源候論》，作者巢元方，隋朝人，裡面有一千七百餘論，其中就已論述甲狀腺腫大的病症，而且老祖宗早已發現這病與喝水有關，因爲缺碘。甲狀腺腫大的病例有區域性，台灣地區出現大脖子病最多的地方在苗栗，因爲早期沒有自來水，居民飲用河水、泉水，可能因此就缺乏碘。

《諸病源候論》裡提到的症狀就是脖子會腫大。老祖宗爲此開發兩個很有名的處方，一個叫消瘰丸，一個叫海藻玉壺湯，都是專門消除甲狀腺腫大的。因爲既然腫大了，就要用軟堅的藥，軟堅散結，活血化淤；因爲會心悸，就用炙甘草湯（見48、165頁）。

我最常用到的一個處方叫做眞人活命飲，又叫仙方活命飲（見70頁）。有心悸症狀的，就和炙甘草湯搭配，心悸就改善；會凸眼，就用加味逍遙散（見213頁）搭配，因爲肝開竅於眼，吃了凸眼就收；會抖手，加一點抗痙攣的藥如鉤藤，手就不會抖。甲狀腺癌當然比較棘手，坦白講，變成癌的話，中醫也無能爲力。

有一個高○慈甲狀腺機能亢進，來找我看病，沒多久就好了，她兩個哥哥都是西醫，說怎麼可能？西醫都看不好，中醫怎麼可能看得好？其實，如果會腫大，我讓他消除；有抖的症狀，我就讓它不會抖；凸眼就讓它回正；會心悸，就讓它不心悸。我就用這三個處方。

第4篇

臟腑維護

1 肺臟

肺是吐納空氣的大本營，而且能治理調節，是人體的宰相，所謂「相傅之官，外合皮毛」。

人體的宰相，五臟之華蓋

呼吸不僅是肺臟的問題，與心、肺、肝、腎也都有關係。中醫說呼就是吐氣，呼出是心和肺；吸就是納氣，吸入就是肝與腎，呼吸還是講究整體。

肺有治理調節的功能。人有內外環境，當天氣熱時，毛細孔就會充分打開散熱；天氣冷的時候，就會收縮，加上衣服穿多了，減少散熱，以維持溫度的恆定。所以一旦皮膚毛細孔閉塞，內環境就一定會出現狀況。也因此，一傷風感冒，毛細孔閉塞不能充分散熱，第一個就是溫度升高：發燒了。

那些代謝廢物不能透過毛細孔這個管道出來的話，停在我們的皮下，有人就會癢；滲透到肌肉層的話，肌肉就會痠痛；如果一直到骨骼肌，像很多老阿公、阿媽，一感冒就會全身骨節痠痛，是因爲廢物沈澱在我們肌肉層關節腔、在筋骨層裡面，刺激我們的知覺神經，就會全身痠痛。這些狀況只要泡個熱水澡就會好很多，或是喝個熱茶、喝個熱麵湯，全身就會感覺舒服一點。

皮膚毛細孔也是一個呼吸的單位，從皮膚毛細孔代謝出來的廢物，大約占一天代謝廢物量的六到七成，因爲它是每一分每一秒都在代謝。肺主皮毛、也主氣，呼吸就是靠我們的肺葉一張一闔，把心臟血液送給肺臟。

肺臟一開一闔進行氣體交換，稱肺循環或小循環，因爲肺主氣，肺氣有問題，就要用人參、黃耆這些補肺氣的藥。

肺主治節，是指讓身體內外環境協調，才會維持生理運作的正常。因爲肺又屬金，金生水，所以肺金是腎水之母，很多泌尿系統問題出現，常常從調節肺氣就可以達到治療目的。

人是活的，「肺主治節」，治理調節，讓臭皮囊一直維持一個生理運作正常，所以職位很重要，它就像一把五百萬的保護傘，所以說肺爲五臟之華蓋。

肺葉開竅在鼻。所謂「心肺有病，鼻爲之不利」，所以看鼻子的毛病不是單純的從鼻子、鼻腔看，要從心肺看。

胸悶

有人常形容「氣提不起來」，這是呼出有問題，就要用強心補肺氣的藥，所以找生脈飲（見48頁）再重用黃耆；人參也可以補肺氣，要讓氣升起來就用升麻、柴胡、荷葉；心臟有問題就強心的藥，用丹參、川七來強心。心臟有力量把血液送給肺臟，肺臟才能進行一種氣體的交換。

如果感覺胸悶有壓迫感，要用「開胸利膈」的藥，桔梗可以上行，而且可以入肺，且含有皀素。

氣管有痰阻礙，也會有悶悶的感覺，把痰化掉自然就會順暢不悶，如果氣管裡面有很多痰在分泌，像車堵在那裡，當然就動彈不得，影響到氣體的交換。所以呼出是心和肺，有提不起來的感覺的話，就要用強心補肺氣的藥。

氣吸不進來，是肝腎的問題，就用腎氣丸（見229、253頁），引氣到丹田來。腎主納氣，用五味子，也可以用腎氣丸加上生脈飲合用，五味子有收斂的作用。

氣管炎、支氣管炎

經常傷風、感冒的人，容易引起氣管炎、支氣管炎。因為感冒屬於濾過性病毒，如果經常身染風寒，病毒感染的機會就會大大增加，因此預防感冒是重要的課題。《內經》說「形寒飲冷則傷肺」，可見生冷的食物會危害肺部，平日就要多加注意。

支氣管炎的共同徵狀為咳嗽、有痰，或因咳嗽引起胸痛。治療則須分寒證和熱證，寒證的分泌物呈稀、白、泡沫狀，可以用小青龍湯加減服之；熱證的分泌物呈濃、黃、稠狀，可以麻杏甘石湯（見142頁）加減，或用清燥救肺湯（見140頁）、麥門冬湯（見145頁）治療。麥門冬湯裡面有麥冬，對支氣管有修復作用，百合科的植物幾乎都有這種效果，百合、麥冬都是百合科植物，蔥、蒜也是百合科。生脈飲或是麥門冬湯都很方便，因為它六味藥，大部分是濃縮藥粉，沖泡可以，倒到嘴巴裡用溫開水沖下也可以。

對氣管而言，百合科的百合，禾本科的薏仁，對心、肺——尤其是呼吸系統——效果都不錯，黑木耳、白木耳，尤其是白木耳，裡面有些膠質的東西，對氣管、支氣管也很好。如果有鈣化或類似現象，木耳膠膠黏黏的成分，可以幫助慢慢重建。平常以百合熬稀飯，是保護氣管不錯的方式。

薏仁很好，百合很好，貝母很好。貝母也是百合科植物，產在四川的顆粒比較小，稱爲川貝，因爲顆粒像珍珠一樣大小，也稱做珠貝；產在浙江省的稱做浙貝，以產地命名，因爲在浙江省裡產量最多的爲象山群島，也稱做象貝母。川貝母顆粒小，浙貝母、象貝母顆粒大，一般傷風感冒大部分都用象貝比較多，其實浙貝就是象貝。川貝顆粒比較小，物以稀爲貴，所以也比較貴，如浙貝、象貝是三百元的話，川貝、珠貝大概就要一千五百元。

在中藥店就買得到，藥材行也買得到。可以磨成粉也可以用火燉，譬如前總統經國先生的聲音一直啞啞的，有人提議用水梨，不削皮，把蒂頭切下，挖開中間的心，裝入貝母，再把蒂頭當蓋子蓋起來，把這個梨放在一個容器裡，在電鍋裡面燉。其實梨本身不用燉煮就可以吃，藉著電鍋蒸煮，是讓貝母的味道與梨結合，一方面吃梨，一方面也把貝母吃掉。這道甜品可以潤肺，可以止咳，不過基本上痰一定要比較黃的，才用這個處理方式；如果痰是稀稀白白的話，最好不要這樣使用。

當然也可以把貝母磨成粉使用，磨粉時，貝母、人參、百合等這幾味藥都可以組合，在未發病以前，有預防效果。比如給氣管功能較差的人吃，吃了以後，對氣管比較有保護功能，不會動不動一感冒就出現上呼吸道種種症狀。除了用人參、百合、貝母，也用桔梗或沙參，沙參和桔梗屬同科，桔梗科植物裡都有皂素，人之所以會出現氣管問題，就是因爲氣管分泌過多分泌物，變成黃黃稠稠黏黏的，就叫做痰，稀稀白的呈泡沫狀的那叫做飲，所以我們叫痰飲。痰是陽證，飲是陰證，問診的時候一定要問清楚，才能夠決定用藥，陽症就要用一些比較涼性的藥，陰症就要用一些比較溫熱性的藥。

除了麥門冬湯一系列處方之外，解濃濃稠稠黃黃黏黏的痰，就用麻杏甘石湯，包括急性肺炎。有個病患叫張〇眞的，出生三十五天，就在加護病房待了廿二天，燒也不退，喘也沒改善，用麻杏甘石湯加冬瓜子加魚腥草，吃了以後，整個症狀立刻改善，很快就出院了。

如果是稀稀白白的呈泡沫狀，就喝小青龍湯，小青龍湯的麻黃、桂枝、芍藥、細辛、甘草、乾薑、半夏、五味子八味藥裡，有六味藥都是溫熱性的藥，溫熱性的藥會把黏膜分泌的稀稀白白呈泡沫狀的東西吸收、吞噬掉，沒有黏膜分泌的稀稀白白呈泡沫狀東西，就不會造成氣管的痙攣狀態，不會導致氣上逆；氣不上逆的話，就不會咳嗽也不會氣喘。

如果痰的狀況介乎淸、稠之間，不妨考量用苓桂朮甘湯（見81頁）。治療痰飲要用溫藥，苓桂朮甘湯裡有兩味，嚴格講應該是三味都是溫藥，茯苓沒有明顯的屬性，但是白朮、桂枝、甘草，都是辛溫的藥，辛溫就能夠化，把那些黃的、白的痰飲化除。苓桂朮甘湯裡，因爲桂枝有強心作用，強壯了心臟就強壯了肺臟，強壯了心臟血管，就能夠帶動呼吸系統，呼吸系統的功能就會逐漸強壯起來。

給小朋友吃苓桂朮甘湯，治療鼻塞、咳嗽、鼻涕倒流，吃了以後，也會胃口大開；不像吃西醫耳鼻喉科的藥，愈吃食慾愈糟，甚至吃到大便都是黑黑的。因爲西藥都屬於化學藥物，多半屬於強酸藥物，吃了以後，會傷害到腸胃系統，大便解出來都是黑色，蠻恐怖的。

2 心

一般人常說的胸口悶、胸痛，有壓迫感或心跳過速、心悸等，都屬於心的問題。

中醫將五臟六腑歸在臟象裡。就傳統醫學而言，心爲君主之官，肝爲將軍之官，肺爲相傅之官，這裡所謂的「心」主要爲大腦的指揮系統，只有少部分涵蓋人體心臟。所以有時候人感到恍惚、失眠、睡不好，甚至整天坐立不安、失神等，多半起因於腦中思緒煩亂，或情緒受過度刺激引起；心跳加速、心悸則是因爲過度緊張或勞累，體力透支而血液供應量不足，導致心臟像馬達空轉，當然就會感覺灼熱、亂跳。

另外，「汗爲心液」，因爲汗腺屬心管轄，一旦流汗過多，思考力就會稍微減退。如果是交感神經亢進，副交感神經又失去制衡作用而導致出汗，嚴重時西醫會建議切除交感神經結；但必須謹慎，否則不但無法根治，還會衍生其他問題。

過度疲勞・心絞痛

過度疲勞的結果，當然首先受到傷害的就是心臟、肝臟，尤其是心臟，它每一分每一秒都幫你做工，做到最後負荷不了了，像這樣就常常會胸悶，嚴重的話就胸痛，會有這些反應，甚至會出現絞痛的現象。

一位高工的姜校長，曾經開過七次心臟，做過五次的氣球擴張，最後評估的結果當然不是很好。我就給他一些強心的藥，像生脈飲（見48頁）、四逆湯（見48頁）這一類的處方，再加上一些丹參、川七、遠志、菖蒲等，一方面有強心作用，一方面有活血化淤作用。必要的時候也可以加一點補氣的東西進去，如生脈飲的人參就是補氣的藥，效果反應就很好。

治療的過程中，也可以用木防己湯加減。一般在臨床上出現二尖瓣脫垂的人，膚色——尤其臉部——常常黑黑的，因爲缺氧，所以望診就是面色黧黑，這個黧就是黃與黑湊起來，才會變成黧色。缺氧現象就會這樣子，所以尿毒病患沒有一個例外，都是這樣，因爲尿毒病患會出現嚴重貧血，HB幾乎會到四點多、五點多，很恐怖，尤其額頭的膚色，根本就是黑黑的沒有一點光澤。

雲南白藥

雲南白藥最主要的成分，就是川七。川七和人參同科，都屬於五加科植物，五加皮也是五加科的，但是五加皮有兩種，一種是五加科，一種是蘿摩科，現在又有一種和人參同科，早就被推出來當做健康食品，叫做刺五加。

對症有方

木防己湯裡面有人參、桂枝。人參本身就是強心的藥，桂枝也有強心和擴張血管作用，所以用木防己湯，治療效果是相當不錯的。用木防己湯加減，器官組織會慢慢恢復彈性，就不會脫垂了。如果是西醫，一定要開刀；中醫的話，老祖宗留下處方有相當療效，這些藥都有強心作用。

大概在民國七十年左右，德國開發了銀杏葉，我們的老祖宗以前是用銀杏的果實，叫做白果，德國人改成用葉子，觀察研究說葉子有強心作用，所以拿來做爲心臟病用藥。我自己感覺老祖宗的智慧未必比現代人差，以前人用果實，德國人卻把本來是廢物的落葉當做寶，聽說有一家生技公司從銀杏葉製造成品，一年獲利就有上億美元。

五加科植物都有強心作用，另外像遠志，裡面有皂素，心血管有問題的人，加遠志進去就有效。鬱金也是很好的強心藥。我個人最比較常用的一味是蒲黃，生蒲黃有活血化陰的作用，製成炭粉狀後，還是一種非常好的止血藥。病患舌頭會破會長東西，尤其舌頭龜裂了，就用蒲黃炭灑在舌頭上，很快就好了。

其實，中醫大部分都是先掌握症狀再治病。胸會悶、會絞痛，當然要先掌握原因。胸腔部分都是兩個系統，一個是心臟血管系統，一個是呼吸系統，所以《內經・難經》就講胸是心肺的宮域，意思是說胸腔感覺不舒服的話，就要考量心臟和肺臟的問題。

心悸

心臟組織本身有問題，就會心悸；感冒發燒，呼吸比較急促，心臟就要加速跳動把血液送出去，也會導致心悸；太過勞累，除了胸悶以外，心跳也會加快，要加速供應血液、供應氧氣，以致會心悸；吃錯藥也會引發。

我平生看過最快的心跳，跳到每分鐘二〇四下，病患吃西醫開的藥，藥就是毛地黃，因爲毛地黃本身有抑制心跳的作用。他已經吃了八年半，從二〇四跳的脈搏跳動漸漸的就減緩到四十七下，但是我建議她不要再吃。雖然病患說醫師告訴他，從血液檢查發現到現在爲止，還沒有引起毛地黃的中毒反應，我卻認爲如果等到發現中毒，實際上已經來不及了。不過，病患已經吃了八年半，一下子要停掉，會有顧慮：萬一又回復原來二〇四跳的脈搏跳動怎麼辦？這個顧慮是對的，人心跳跳到一二〇，都會受不了，何況要到二〇四跳。

開放大陸觀光後，很少人不買一點藥品回來，不管用得著用不著，就像到日本也幾乎一定都要買一點一樣。到日本最常見到的就是買「征露丸」，很多人擔心吃壞腸胃拉肚子，有時候征露丸一吃，症狀竟然改善了，所以大家都買。

有位林小姐，她的好朋友從大陸買了一種成藥，名稱叫做「天痲丸」。天痲是蘭科植物，到底天痲丸裡有什麼藥物成分，我到現在也不瞭解，但是本來心跳七十二跳的人，吃了天痲丸以後，心跳就變成一八〇跳，心臟當然受不了。我花了一年以上的時間，把她的心跳從一八〇跳慢慢減緩到一〇〇跳；與七十二跳比起來，一〇〇跳還是快，不過已經夠好了，起碼她可以忍受，所以藥絕對不可以亂吃。

女生通常比較情緒化，心跳會比較快，長期心跳快當然比較不好，好比橡皮筋用久就會鬆掉；鬆掉以後，就會胸悶、心悸。

面對這樣的症狀有時壓內關穴也不錯，壓內關、中衝等，中衝是心包絡的穴道，內關、中衝都是心包經，也叫做手厥陰心包經。運動員、練氣功、打坐的、道家修練的人，有些心跳只有三十六跳，道家有一個名詞叫胎息大法，意思是回到在媽媽肚子裡面

對症有方

炙甘草湯

心悸我們用炙甘草湯治療。炙甘草湯裡有人參、麥冬，都是強心的藥；有阿膠，是補血的藥；還會加一點柏子仁；再加一點讓心跳安定下來的藥如龍骨、牡蠣，龍骨是動物的化石，牡蠣就是蚵仔殼。再加一些遠志，慢慢就能改善。

的狀態，三十六跳、十八跳都可以，別人七十二跳，他們才三十六跳，因爲消耗能量少，壽命就比較長。這也是爲什麼熱帶民族的平均年齡都比較低，因爲天氣一熱，循環代謝就快；代謝速率一快，蒼老得就比較快。北極圈的愛斯基摩人等，因爲天氣冷，能量消耗比較少，平均年齡就都比較長。

現代人會心悸的很多，因爲疲勞、緊張、焦慮，有人一緊張心就怦怦亂跳，與異性交往時，有人比較害羞，心跳就很快，來電的時候跳得更快，都是情緒在主導。事實上，做做深呼吸，心跳就會慢下來。有人沒有上台演講的經驗，一叫他上台演講，不得了，心跳加速、冒冷汗，腳都會發抖；一緊張，胃、腸的肌肉痙攣；一痙攣，就呆呆的不蠕動；一不蠕動，吃的食物就會發酵，發酵以後就會脹氣。

當歸四逆湯

當歸四逆湯是由桂枝湯（桂枝、芍藥、生薑、大棗、甘草）衍變而來的，桂枝湯加上當歸、細辛、白通草，去掉生薑就成了。其中當歸補肝血，芍藥、桂枝則作用於血液，所以適合肝血不足的調養。

對症有方

手腳冰冷

一到秋冬，甚至有人一年四季，手腳都是冰涼的。手腳冰冷與心臟血管有很大關係，血液由心臟發出，攜帶氧氣到全身，氧經過燃燒產生熱，手腳才會溫暖。如果心臟功能有障礙，如心臟衰弱無法有效輸送血液到身體末梢，或者血液量不夠，血紅素或紅血球偏低，就會產生手腳冰冷現象。另外，血管阻塞、感冒導致發燒影響大腦中樞神經，使運動神經受到抑制，也會導致手腳冰冷。相對來說，血液不足就要補血；血管阻塞就需要活血化瘀；感冒發燒就要服用解熱劑。平常多運動多泡溫水，都可以有所改善。

由於當歸具有增加血液、促進血液循環的功能，所以有手腳冰冷症狀的人，尤其女性，可以服用當歸四逆湯，效果很好。

依據中醫君臣佐使的理論，當歸四逆湯中，以當歸爲君，用桂枝去血中之邪；細辛散少陰血分之寒；芍藥、甘草、大棗可以調和營衛（即所謂氣血）；白通草通九竅，通血脈關節。不僅手腳冰冷，凍瘡、脫疽症、靜脈曲張適用，因爲血虛寒侵導致的經痛，也可以用此方治療。

3 脾、腸、胃

腸胃系統就像聯勤總部，供應所有營養，是營養物質的供應站，這裡面涵蓋運輸。運輸包括所有消化吸收的營養，全都交給脾臟統籌分配。因此血液裡面的血紅素、血小板，太高、太低都不行，白血球也是如此，如果量太高太多，脾臟就會把它吞噬掉。

脾主運化

什麼叫「運化」？就是包括營養的消化、吸收還負責運送，所有血液都是由脾統籌分配。脾臟統籌分配血液，如果臨床上常常出現異常出血的現象，尤其是女性，在非生理週期出現功能失調異常出血的現象，用歸脾湯給她吃，就會改善了，那是因爲「血不歸經」，不歸到正常的血管，亂跑了，才會出現異常出血的現象。

引血歸脾就用歸脾湯，裡面有當歸、黃耆用來補血，也用四君子湯來補脾胃。所以有些睡眠不好的病患，吃了歸脾湯後就會睡得很好。又有一說「思慮傷心脾」，因爲脾主憂思，也就是思考，如果沒有營養供應，大腦的腦細胞就會缺氧。除非是天生智能很高，否則一定要有足夠的營養才足以供應思考能力、記憶力，所以要補脾。

因此，當你發現血小板偏低了，發現血紅素偏低了，第一個考量的應該是「脾臟是否腫大」，因爲人體的脾統帥著血液，也有一說「脾統血，肝藏血，心主血」，脾是統籌分配血液的，一旦血液裡血小板太多，血紅素太高，紅血球太多，脾就會把它們呑噬掉。所以一旦發現那些數據偏低，就該考量脾臟是不是有狀況。

正常的血小板應該是十五到三十萬，但我看過有人到一百八十幾萬，奇怪的是，這個人並沒有什麼症狀。臨床上，看到血小板數偏低的比較多，一百例裡面大概九十幾例都是偏低的。

如果用超音波檢查，發現脾臟沒有腫大，第二個考量就是看骨髓造血有沒有問題；第三項檢查就考量骨髓有沒有被病毒破壞，有病毒就用抗病毒的藥；骨髓造血有問題，就用補腎的藥，因爲腎主骨，肝主筋，心主血脈，脾主肌肉，肺主皮毛。

脾臟腫大的話，一定要想辦法用一些活血化瘀、軟堅的藥物。有一個黃姓小男生，小學五年級就發現脾臟比同年齡層大一倍，問題出在於慢性肝炎，在醫院看了三年多看不好。來找我看以後，脾臟腫大消了一半。他的醫師很納悶，爲什麼原來腫那麼大卻很快就消了，便向他打聽怎樣處理的，媽媽就說是找我看的，後來陸續就有一些病患被推薦過來。

牡蠣等海裡的動物、植物、礦物，全都有軟堅作用，也都有制酸作用。所以多吃海帶肯定可以抗腫瘤。除了海帶還有昆布，還有日本壽司外面的那張海苔，都是同類的東西，多吃就會把腫塊化掉。以淋巴腫瘤爲例，多吃牡蠣，吃著吃著就消掉了，我這裡有很多例子，有的腫塊像乒乓球、有的像鷄蛋、有的像葡萄柚，都有效。

另外，四君子湯、五味異功散、六君子湯、七味白朮散、香砂六君子湯、參苓白朮散等，都是健脾的藥，健運脾胃，同時有補氣的作用。總之，中醫所指的脾，不是西醫解剖學上的脾，除了解剖學看到的脾以外，還包括血液裡養分的運化、運輸和統籌分配，所以脾臟是一個很重要的系統。

腸主吸收

腸子有升結腸——或叫上行結腸，成行結腸——又叫降結腸，以及下行結腸，一個叫升結腸，一個叫降結腸，所以一個叫上行結腸，一個叫下行結腸。然後就到直腸，直腸然後到肛門，這個是大腸的部分。大腸沒有小腸那麼長，小腸幾乎是人體身高的七倍多，小腸主吸收。總之，大腸是管粗糙的部分，小腸是管細微的部分，而營養物質的吸收主要是靠小腸，但小腸自己沒辦法消受時，就要靠胰臟分泌胰液及十二指腸液協助。胰臟病變一旦發現，通常死亡來得很快，有時候不到幾個月，甚至更短。而且胰臟病變到最後，會非常非常痛，非常不舒服。

廣義的的消化系統，包括脾、胃、大腸、小腸、胰臟，還包括肝膽。

脾除了是後天以外，事實上也與免疫功能有關。有人車禍脾臟整個裂掉，外科就把它拿掉，拿掉脾生命還是可以維持，可是相對抵抗力就比較弱，比較容易生病，生病也比較不容易痊癒。中醫說的脾不是單純解剖學上的脾，還包括營養的分配與輸送，因為脾主運化。

有的人怎樣吃都吃不胖，不長肉，就是小腸和脾臟功能低下，吸收運化不理想。用健脾的藥，讓小腸吸收功能變好，臨床上就要想辦法抑制胃、扶助脾，叫做「抑胃扶脾」，吃歸脾湯就能見效。脾也主肌肉，造肉機能有問題的話，就一定要從脾胃機能來調整。

胃脹

現代人應酬多，飲食不知節制，暴飲暴食再加上喜吃用大蒜、辣椒、生薑、胡椒粉等大量調味的刺激性食物，不但容易導致腸胃不舒服，嚴重時甚至會引起急性或慢性腸胃炎。煙酒也是因素之一，尤其是熱性體質的人，由於腸胃血管一直處在擴張現象，喝酒更加擴張血管，使胃更不舒適。

另外，比較黏滯、不好消化的食物，吃了以後當然比較容易脹氣，最不好消化的就是糯米類的東西。有很多人非常喜好糯米類的製品，偏偏燒肉粽、湯圓等都是最不好消化、最黏滯的。古代沒有洋灰——也就是水泥——之前，建築物都是用糯米、黑糖和一些植物纖維混合以後，當水泥用，幾千年風吹雨打都還存在。嘉義有兩棟房子據說就是用糯米做黏著劑興建，經歷了三次大地震，民國二十四年的大地震、五十三年的白河大地震、九二一大地震，房屋主結構體仍然屹立不動，只掉落了幾塊瓦片，而且瓦片還都是後來鑲嵌上去的；苗栗三義現在聽說還有幾座鐵橋，橋墩就是用糯米做黏著劑建造的，現在聽說也還完好如初。由此可以想見它們的黏性。

再來就是甜食。甜的東西容易發酵，容易產生氣體，就容易使肚子脹氣。不過前提還是與腸子蠕動有關，有人腸子蠕動速度很慢，有人腸胃幾乎不蠕動，呆呆的，不容易消化就脹氣；另外吃了不乾淨的食物、過時的、已經有點餿掉的，當然就比較容易產生這種現象。有的人就往下發展，譬如說一直放屁，幸虧能夠放屁，不放屁的話，肚子就發脹得更厲害，那起碼有一個出入管道。

腸胃不好當然脹

腸胃消化功能比較差，本身蠕動較緩慢，出現脹氣的機會就特別多。我曾看過一個吳姓小男生，因病在醫院開刀後，因爲用痲醉品，就導致腸粘黏，不僅脹而且痛得很厲害。後來愈治愈糟糕，治到肚子大大的，腹脹得很嚴重。我就用一些促進腸胃蠕動、促進消化的藥物，最後還加一味藥。我平生用這味藥來治病的，只有這個病患，這個藥就是癩蛤蟆。有成語說：癩蛤蟆吹氣，好大的口氣。你有沒有發現，癩蛤蟆吹氣時，整個脖子會變得很粗，肯定癩蛤蟆可以消除腹脹，我用癩蛤蟆，把牠磨成粉，加在處方裡，吃了以後就好了。現在這個孩子大概已經唸大學了，身高超過一八〇公分，以前頭大、脖子細、肚子大，手腳都細細的，活像青蛙一樣。

有的人脹氣不是往下發展，而是往上發展，就一直打嗝，嗝出一些酸臭的味道。我看過一個高齡太太，六十出頭，被這種症狀困擾了大概有二十二年。她不是往上發展，就是往下發展。往上發展時，會不自主的從口腔裡噴氣出來；不然就是往下發展，從肛門噗噗噗，而且聲音還很響亮。她從士林天母那邊坐車到中和看診，因爲以前沒有捷運，要一個多鐘頭才會到，在車上的響屁會讓所有人向她行注目禮，因爲她噗噗的響，要不就嘶嘶嘶。這個症狀困擾了她二十二年，西醫做過所有的檢查查不出來，我用旋覆代赭石湯，是一味礦石的藥材。吃了三個星期，症狀大概好了六、七成以上，她已經能夠控制，就沒有積極地來看。

常用平胃散

一般脹氣，最簡單的就是用平胃散（見下頁），平胃散裡面有兩味藥有消脹化氣的作用，一個是厚朴，另外就是陳皮，兩味藥都可消脹行氣。人爲什麼脹？就是氣堵在那個地方，當然像木香、砂仁、肉豆蔻這些藥，都有消脹化氣的作用，一般薑科植物或蘘荷科植物，都有香的味道，會刺激腸管蠕動。

有天有個老太太，年紀很大，肚子脹得厲害，送到醫院裡，醫院的結論評估診斷就是要開刀。八十多歲的老太太，開刀很損元氣傷身體；但因爲脹得太難受了，她正在考

對症有方

平胃散

一般的平胃散裡有兩味消脹的，一個是厚朴，另一個就是陳皮。我們自己製作的平胃散，還加生薑大棗，加了生薑大棗以後口感比較好，而且薑本身就是一個健胃劑。食慾不振的人，有時候用一點辣味的東西，食慾就比較好一點。脹氣會嘔吐的人，生薑也是一個非常好的止嘔藥。

慮是否接受。正好隔床病患告訴他，說以前也有過這樣的經驗，人家就介紹她到中藥鋪買砂仁，它是屬於蘘荷科植物，味道很刺激強烈，用石臼搗一搗，以一百度開水沖泡，就這樣用砂仁沖泡當茶喝。喝著喝著，居然脹氣就全部消掉了，只花了五元。如果開刀的話，第一工程浩大，第二危險性很大，第三要花很多手術費。

所以我說老祖宗的智慧不是蓋的，如果依這樣評估，有多少不必要開的刀？開刀好也就罷了，問題是常常就開出很多麻煩來，第一是感染的問題，第二是併發症的問題，很多在手術檯上就掛掉了，沒有這種必要。

民國四〇年代時偏遠地區的鄉下，幾乎家家戶戶都有製藥廠寄放的藥包，藥包裡面有一些常用的藥，常頭痛就給一些頭痛藥，常肚子痛就給一些治肚子痛的藥，會消化不良就給一些腸胃藥，牙疼則因爲牙科不普及，就給濟衆水喝，因爲裡面含有精油，涼涼甜甜的，喝了以後暫時就止痛了。腸胃不好有平胃散可治，味道也是涼涼的，因爲它裡面有冰片、薄荷之類的東西。

用五味異功散、香砂六君子湯等處方來消脹外，如果還要止痛，木香就是很好的止痛藥。木香是菊科植物，延胡索也是很好的止痛藥，與鴉片同樣是罌粟科。鴉片是所有止痛藥都沒用時，才會用到的藥，也就是麻醉藥品。

很多人一脹氣還會痛，就必須兼顧痛感。民國八十九年七月，有一位蘇先生肚子絞痛發高燒，太太把他送到醫院。醫院一抽血檢查，發現白血球數達十二萬，就要緊急開刀，他七月二十日來我台北診所看診，七月二十二日到中和看診，七月二十五日就痊癒，去香港出差了。

有一個姓鄭的小男生，肚子絞痛發燒，家人送到西醫那去治療，結果就掛掉了。同時有另外一位病患，到我來這邊就診，我交代先按兩個穴道，一是內關，一是足三里，足三里是足陽明經的穴道，在腳的外緣下方、膝蓋的下方，按足三里、內關，痛感就緩減；我再開四逆散加減，他吃了以後居然就好了。同時發病，在醫院裡的結果是掛掉，西醫沒有藥，因爲那叫猛爆型肝炎。

月事期間的脹痛

脹痛有時與飲食有關，有時和月經週期有關。月經週期來的時候，肚臍下面的下腹腔，會因爲週期的進行，導致周邊器官受影響，所以有的人會絞痛、拉肚子，有的人會便秘。會便秘的人，肚子就會脹會痛，脹得非常嚴重。

當然，脹痛診療時如果是女性，一方面要考量與飲食有關，另一方面要考量月經週期，很多人會出現這種現象。這也由於許多女性在平常飲食上不太注意，喜歡吃冰冷的東西，熱脹冷縮造成下腹腔繃得緊緊的，所以必須用調經的方法。只要生理週期順暢正常，肚子脹痛的情況自然會改善。

手術後脹痛

外科手術也會導致肚子脹氣，脹得厲害，包括剖腹產。在婦產科，每天護士或醫師巡房時，第一個會問的問題，就是「你放屁了沒？」因爲用到麻醉藥，把人整個機能都麻醉了，所以醫師在巡房時會問放屁了沒，如果有放屁，就表示腸子已經在蠕動，如果沒放屁，表示你腸子麻醉的作用還在。雖然西醫有講究放不放屁的問題，西醫給的藥，事實上就是在幫助消除脹氣，促進腸胃蠕動，也包括一點制酸作用。

在中醫，神麴（見131頁）一味藥就有效，最主要是幫助胃液分泌，就可幫助消化酵素的分解。神麴本身就是酵素，由六味藥組合起來發酵的，如果把它弄成茶包，放在杯子裡沖，就可以這樣喝了，喝著喝著，腹脹的現象就消失了。成年人也好，小朋友也好，每個人打一打腹部，會像打鼓一樣，就表示脹氣了嘛，脹氣當然沒有食慾，因爲肚子脹，沒有空間嘛，而且大便解不出來，所產生的毒素和廢氣會干擾生理，抵抗力變差，就容易生病，成爲一種循環作用。

食物中毒

如果到了食物中毒的地步，就要用和解之劑。和解劑最典型的代表方，就是小柴胡湯（見46頁），這也包括妊娠嘔吐，有的人會從懷孕開始一直吐到生完寶寶爲止，我們看過很多孕婦，在醫院打點滴都沒法止吐，胎兒成長都會受到影響。中醫就用生薑半夏藥的處方，一吃嘔吐就停止了。我碰過最嚴重的病例，有需要請一年的長假待產，因爲嘔吐得厲害，在醫院住了一個多月的，打了點滴都不會止嘔。我給她用小柴胡湯，用香砂六君子湯，裡邊都有半夏、生薑的成分在，可以止嘔。另外，最簡單的處方就是叫小半夏湯，小半夏湯只有兩味藥：生薑和半夏；還有一個方是小半夏加茯苓湯，然後是二陳湯（見63頁），再來就是用香砂六君子湯，這裡邊都有半夏，二陳湯、溫膽湯也都有半夏，可以達到止嘔效果。

半夏是有毒性的藥物，屬於天南星科植物，作用機轉可能在於大腦延髓，延髓有一個嘔吐中樞，受到某些因素影響時，懷孕、吃錯東西都會反射到延髓的嘔吐中樞，就吐了。半夏作用在延髓，抑制神經反射，所以吃了以後就不會嘔吐。喝酒也會引起嘔吐，因為酒精也在麻醉延髓嘔吐中樞，不過一定要喝到相當數量才會影響，每個人酒量大小不一樣，所以有別。

胃酸過多・胃痛

人的胃是一個強酸的反應，胃液呈現的酸鹼值是二到二・四。很多人說胃酸過多，這種講法，在語意學上犯了一個毛病，胃如果不酸的話，就沒有辦法分解消化食物，所以胃一定要酸才能夠消化食物。

胃酸的製造是靠膽汁分泌來幫助胃液及幫助消化的消化酵素。本來胃就是要強酸的，你會有「餹餹」的感覺，就是胃酸過多。一般是在緊張的時候，會大量的分泌，所以你才會覺得胃會酸、會鏪鏪。當然，我們現在通常分兩大系統，一個是你本身組織的問題，通常我們稱這個病爲器質病，器官有病變，包括胃潰瘍、胃穿孔這一類實際在醫學檢驗下可以看到的；一個就是功能性的，屬於功能反應，一緊張一焦慮一壓抑，它就出狀況了。

器質性的有人吃也痛，不吃也痛，因爲他有潰瘍，胃就像果汁機，也像洗衣機的洗衣槽一樣，每一分每一秒都在攪拌蠕動，所以餓的時候，它也在攪拌蠕動，會摩擦刺激潰瘍的地方，當然一定痛。有的是吃飽了撐著痛，有的是餓了痛，因人而異。尤其現在大家生活的步調都很緊張，小朋友要趕上學，常常一緊張就肚子痛；有的人怕上學，一聽到要上學就有壓力，就會痛；有的人上班出門趕車趕時間，一緊張就痛。

也就是說，胃痛的原因，除了因爲現代人暴飲暴食、喜吃刺激性食物的習慣影響之外，情緒上導致的問題往往更爲嚴重，像職位陞遷、人際關係不良、情緒壓抑、緊張等等。心理因素往往會影響到肝功能，由於肝細胞是製造膽汁的場所，膽汁分泌則有助於胃液分泌，胃液的強酸反應又是分解食物的必要條件，所以當肝功能受到影響，連帶就會影響胃的消化功能。

緊張時，胃液一定大量分泌，其次是會痙攣，一痙攣就導致平滑肌強烈收縮，產生劇痛的感覺。財政部有位先生，住在士林天母那邊，每天開車上班時，肚子就會劇痛，所以他車上就擺了液體的止痛丹——金門高粱，麻醉就不痛了。但是現在不行了，開車不能喝酒，否則就受罰，但是他不吃就痛，喝個一兩口，馬上痛感就緩解下來。

有的胃藥也有麻醉形態，但通常既然是因爲緊張痙攣，中醫就用鬆弛的方式，用芍藥甘草湯、小建中湯。小建中湯裡的麥芽糖有鬆弛作用。藥物學裡講，甘能緩，緩和的緩就是鬆弛的意思，甘就是甜的意思，包括有人月經來會肚子痛，而且是劇痛，當你沒辦法找醫師的時候，如果家裡有甜食，包括砂糖、冰糖、方糖或者巧克力等，就能夠鬆弛平滑肌，達到止痛效果。所以芍藥甘草湯就是鬆弛劑，可以鬆弛平滑肌；小建中湯也一樣，不僅有鬆弛作用，而且有營養作用，因爲麥芽糖是高營養的食物。

胃髒髒的同時，也會有脹脹的感覺，最簡單的就用平胃散（見175頁），如果體質比較屬於虛弱型的，就可以考慮用四君子湯、五味異功散、六君子湯、七味白朮散、香砂六君子湯或者參苓白朮散。

胃潰瘍、胃穿孔

胃酸過多會腐蝕胃壁，先從胃潰瘍開始，嚴重的就會穿孔。潰瘍與穿孔只是程度上的不同，潰瘍比較輕微，穿孔比較嚴重；一到穿孔，西醫就要開刀，把穿孔的地方縫個幾針。但是開過刀後，十之八九體力都很不好，我們發現所有胃癌的病患，到末期開過刀後，幾乎維持生命的時間很短暫，不如慢慢吃藥調理還好一點，或者開完刀後，趕緊配合以中藥調理，做修護重建的工作。

順天堂製藥開發了一種成品，叫做樂適舒，英文名稱叫做WTTC，臨床報告上對胃癌、直腸癌、大腸癌有四〇%的治療效果。四〇%的療效已經算不錯了，它裡邊最重要的成分就是薏仁，薏仁對腸胃有很好的作用。

薏仁和米同爲禾本科植物，在最早的經典《神農本草經》裡，就說它可以去痹，意思是說它可以治療神經痛。薏仁煮了會黏黏稠稠的，可以想見它的黏液對胃會有非常好的作用，其中最有名的處方，就是治療盲腸炎的，叫做薏仁附子敗醬湯，兩千多年前就可以用來治盲腸炎。

臨床上治療風濕關節，中醫有一很有名的方叫做麻黃杏仁薏仁甘草湯，簡稱麻杏薏甘湯，很多止痛方裡，會加薏仁進去，一方面止痛，一方面又對腸胃有養護作用，因爲吃藥，尤其現在化學的藥品，吃了以後胃會不舒服，甚至導致潰瘍、穿孔，我看過吃了一天的藥，解出來的大便都黑的，可想而知，化學藥品會破壞你胃黏膜、腸黏膜的組織，造成黑大便。

一般潰瘍會有一點饡饡、灼熱感，潰瘍和穿孔一定會有明顯的痛感，不管是空腹或是吃東西，胃壁一直在摩擦，摩擦到最後就一定會有痛感。穿孔也好，潰瘍也好，一定要用一些修補的藥，如烏貝散，就是烏賊骨（也就是海螵蛸）和貝母，尤其是烏賊骨，本身有修護作用，同時還可加白芨、川七等。

白芨的黏著性非常強，早年畫丹青的人，幾乎都會用白芨磨硃砂，磨了硃砂後，畫在絲質的絹布上，所以古代很多文物出土以後，整幅畫的顏色都完好如初，幾乎不會脫落不會掉色，非常難得。可見得白芨本身的黏著性非常非常強，對局部的潰瘍或破洞，當然都能夠修補。有位陳○雲小貝比，心臟瓣膜破損，像米粒那麼大，我在藥裡加了白芨以後，洞就愈來愈小，小到像針尖一樣。社會大學一位姓黃的女性耳膜破掉，我用小柴胡湯（見46頁）加減，加一味白芨，吃了以後耳膜破洞竟然修補好了，讓耳鼻喉科醫師大爲驚奇。諸如此類的，人體的機能組織，有哪些地方破洞缺損潰瘍，都可以配合白芨修補，黏著性眞的滿強的。

白芨、石斛、天麻都屬於蘭科植物，石斛可以養胃，一般藥用大概都分兩類，一是金釵石斛，一是霍山石斛，價位很貴，一斤大概要賣到二萬多元，現在市面上賣的都捲捲的，有金黃色的、四兩裝的包裝，四兩一盒，如果放到嘴巴裡嚼，愈嚼愈有黏液，因為黏液有修護作用，因此稱之為養胃聖藥。單味就可以了，但是通常我還是會配方。

胃出血．解黑便

每到寒冬季節，就有高齡人士容易腸胃不適，出現解黑便、胃出血的例子。我有位病患，幾乎每年都會發病，而且出血部位都在以往手術縫合部位。仔細審視，原來是因為冬季氣溫下降，人體肌肉、血管、神經遇冷就收縮，年紀大的人由於血管壁硬化，缺乏彈性，在胃部強烈蠕動摩擦之下，血管壁的微血管因而破裂，血液滲出經過氧化，經由消化道排出，以致解出黑便。如果是大血管破裂會排出鮮紅血液，出血量也比較大、比較多，嚴重的話可能會休克。

一般大便黑的話，是微血管出血；大便鮮紅的話，就是比較粗的血管出血，所以排出來的血液都是鮮紅的。大家都知道血液裡面帶氧，而且含有很豐富的鐵，微細血管出血，一旦鐵經過氧化，血就變黑了。而且微細血管出血是慢慢滲漏的，所以大便就像柏油一樣。

事實上糞便的顏色，可以做為研判生活飲食是不是正常的指標，如果大便像柏油，肯定有胃出血現象。

平日健全脾胃功能，最平妥的中醫會用四君子湯、五味異功散、六君子湯、七味白朮散、參苓白朮散等調理，或者以平胃散和四逆散搭配，民間流傳甚廣的四神湯，對脾胃消化系統的養護也大有助益。

飲食方面，多食用黑白木耳、海帶、海參、干貝、蹄筋、豬皮等含豐富膠質的食物，避免刺激性食物。更重要的是，平常要保持情緒穩定，不要緊張、焦慮、壓抑，因為情緒起伏波動，會使胃液大量分泌，強酸就容易腐蝕胃壁，終致潰瘍、穿孔、出血。年紀大的人在寒冬季節，最好盡量使肚臍周邊保持溫暖，可減少出血機會。

胃酸過少

肝細胞製造膽汁，膽汁分泌幫助胃液分泌，胃液中含有消化酶，最後把進入胃中的食物分解、消化，酸性環境有助消化酶的分解，所以胃酸少的人不容易消化。在臨床上這種人是比較少的，一千個一萬個大概找不到一個，大部分都是胃酸過多的人。最好的辦法就是用最純最好的蜂蜜，吃了蜂蜜後，它會協助製造胃酸。

蜂蜜分龍眼蜜、橘花蜜、雜花蜜等，龍眼蜜比較香。試驗蜂蜜的方式，就是把蜜倒在衛生紙上，一般有水份的，馬上就暈開，衛生紙立刻就濕了，但是純正的蜜不會暈。蜜可以存千百年都不會壞，在澳洲，發現在被包裹在蜜蠟裡的蓮子。甜的就是蜜，沒有味道的，淡而無味的就是蠟。蠟有很好的防腐作用，一般做藥丸最外面的外衣，亮亮的就是蜜蠟。蜜蠟對於腸胃的潰瘍有修護作用，也有保護作用，是非常好的防腐劑。對於胃酸過少的患者，西醫沒有藥，最多就是施打免疫球蛋白，但是打免疫球蛋白的後遺症，會疲勞、倦怠、掉頭髮、食慾不振，就像生了一場重病，很不舒服。

食慾不振

食慾不振的原因很多，多半是因為攝食中樞無法得到適當刺激所致。很多種疾病都會導致食慾不振，但主要仍是在消化系統及精神因素方面，也就是中醫所稱之肝、脾、胃三大系統，食慾不振的伴發結果即是體重減輕，改善食慾不振當從健運脾胃著手。

胃腸道梗阻如痙攣、炎性病變、癌等或其他疾病引起嚴重的噁心嘔吐，致使食物無法進入腔腸消化吸收，因而食慾不振；口腔炎、牙痛、下頷骨髓炎、機能性損傷、咽喉癌、結核等口腔內部炎症，常引起攝食時疼痛而食慾減低；長期服用抑制胃納之藥；妊娠時有劇烈嘔吐及食物過敏性患者。肝臟負有代謝中血漿製造，血糖控制脂肪分解代謝等重要機能，同時還負擔一部分醣及維他命的儲存，肝病會讓這些機能發生錯亂，患者就會食慾不振。腎臟病患因排泄機能不好，致使毒素貯留影響正常代謝，也會吃不下東西。肺結核、腦部病變也會導致食慾不振。還有體內內分泌紊亂，或者腦下垂體、腎上腺皮質、甲狀腺、胰島等疾病，會使體內代謝失調，影響食慾。神經系統能影響內分泌及影響身體營養狀況，平時也控制體內的營養使用及儲存，因此神經系統失調會引起食慾不振，且大都發生在女性身上。

以中醫之辨證論治而言，脾氣虛弱，脾失健運，就會食慾不振，健脾益氣就用四君子湯；脾氣虛，進而寒濕困脾，納食減少、胃脹悶、頭重、喜熱飲、口淡、舌苔黏膩，用胃苓湯治療；胃氣虛，身體虛弱，勞倦飲食內傷脾胃，不想吃東西，益氣開胃用香砂六君子湯；胃陰不足，也就是在急性熱病後期，高熱傷陰，人就不思飲食、口咽發乾，滋陰養胃採用甘露飲（見146頁）。

總之，從脾胃下手，健脾養胃就可以有所改善。

拉肚子

有的人會一直拉肚子，可以用四君子湯、五味異功散、六君子湯、七味白朮散、香砂六君子湯、參苓白朮散這一類處方，但是要看有沒有細菌病毒，痢與利的用藥方向完全不一樣。

痢表示有細菌、有病毒，霍亂桿菌、阿米巴菌、金黃色葡萄球菌、肉毒桿菌、輪狀病毒、細菌病毒感染等，就一定要用抗病毒的藥物。所有的寒涼藥，幾乎都有抗病毒的效果，其中的黃連、黃芩、黃柏、大黃都有效。中醫常常會找一個代表方，譬如說葛根黃芩黃連湯，對細菌病毒、輪狀病毒的拉肚子有相當效果。還有就是裡急後重的現象，裡急就是肚子在絞痛，後就是後陰，也就是大便道，裡急後重的重就是下墜感的意思，也就是說你肚子在絞痛想解大便，可是解得很不順暢，所以裡急後重，也稱做滯下。這方面就要考慮用白頭翁湯。

我平生看過拉肚子最久的，是從民國三十八年一直拉到八十二年的三月一號，這個病患是我在台東縣的關山鎮做老人社區健康講座義診時，所看到的一個病患。這位老先生每天最少拉八次，最多，問他多少次，他說不知道，就這樣從三十八年拉到八十二年。另外，還有一位吳先生，他從民國五十三年就開始拉肚子，一直拉到八十六年的五月份，你可以想像，這兩個病患的體型一定都很瘦，而且肯定不敢出遠門，因為出門隨時要拉肚子，該怎麼處理。那位吳先生，理論上來講，我算是一次就把他看好，因為後來的二、三、四、五、六診，幾乎都是照第一診的處方，沒有太大變更。

總之，痢就一定要用抗病毒的消炎殺菌藥物。利就不一樣了，它要用溫藥，用健運脾胃的藥，用平胃散、四君子湯、五味異功散、六君子湯這一類的處方，平胃散有時候用五苓散搭配，因爲五苓散裡邊有利濕的藥，其中的澤瀉、豬苓、茯苓這些都是利濕的藥。

爲什麼利水的藥可以治療拉肚子？之所以會拉肚子，是因爲腸子積滿水份，我們現在要讓水份回到它原先的管道。人排水一定要走前陰，也就是小便道；水份不走前陰，跑到後陰，跑到腸管，不拉也難。所以你現在用利尿的方法，讓水份回到小便道，相對的大便道水份就減少。早在兩千年前，張仲景先生就已經有這種概念，在《傷寒論》裡就講，各種不同的方劑吃了以後若還是在拉肚子，最後就用利尿的方法，這眞是了不起的見解。

如果有人因爲吃炸鷄塊而肚子痛、拉肚子，我介紹一味鳳尾草。鳳尾草是蕨類植物，以往鄉下醫療資源缺乏的年代，一有細菌病毒感染的狀況，老祖宗就用鳳尾草榨汁，加一點紅糖喝下，因爲鳳尾草裡面的生物鹼，有抑制細菌病毒的效果。

如果是沒有細菌病毒感染的拉肚子，老祖宗就去採芭樂葉，將芭樂心洗乾淨之後，用鹽巴搓揉一下，以一百度開水沖泡後蓋起來，等稍溫涼後喝，喝著喝著，拉肚子就會好了。

現代醫學常常提到科學，什麼叫做科學？西醫怎麼用藥我不懂，因為沒有辦法區分，所以病患一定要做檢查，檢查出是金黃色葡萄球菌、是霍亂桿菌、是阿米巴菌等，才能對號入座去找藥。中醫不是這樣子，老祖宗的觀察很細微又很厲害：感覺黏黏的、肚子絞痛得很厲害，就是有細菌病毒感染，以鳳尾草治療；肚子微微痛、大便解在馬桶都散開的，就用芭樂心來醫；或者「利」就用理中湯、四逆湯（見48頁），「痢」就用葛根芩連湯、白頭翁湯、黃芩湯、木香檳榔丸，所以我要說，中醫眞是太科學了！

現在的西醫，對於拉肚子還是只能用止瀉劑，吃了止瀉劑，翌日大便解不出來，還會引發更多的問題。有一位病患〇亮先生，他的舌蕾對酸甜苦辣的感覺已經完全喪失了，在醫院住院觀察做各種檢查，都檢查不出原因。他來找我，不到三十秒鐘，我就把問題所在點出來。他之所以會有這種現象，一定和腸胃有關，他才恍然大悟。原來他每次一拉肚子，就會買成藥吃，吃著吃著漸漸味蕾完全沒有感覺，只對糖精有感覺，所以很可怕。

有一年九月我去大陸九寨溝玩，三十號的深夜回到台北，馬上就接到一個以前的學生，打電話說一位台灣佛教界的老師父拉肚子拉了一百多天，問我可不可以到花蓮幫他看看。這位老和尚一天大便次數，保守都在二十次以上，年紀很大了，不過他的健康狀況很了不起，拉肚子那麼多天，體重沒有明顯變化，氣色也沒有明顯變化。我開藥給他吃，爲了愼重起見，慈濟還把他的糞便專程送到美國化驗。現在這位老師父還活著，已經快一百歲了，瘦瘦高高的。

台電大樓裡有一對林姓夫妻，民國七十九年的時候生了一個小娃娃叫林○君，從出生開始就拉，到一百一十八天，每天最少拉八次。夫婦倆找原先接生的婦產科醫師，但是他不會看腸胃科，所以沒有用。最後不曉得什麼人介紹來我這裡，正好那時候我要去日本參加第五屆的國際東洋醫學會議，他們還一定要我日本的行程表，以便隨時有狀況與我保持聯繫。但是吃了我的藥以後，狀況就改善了。現在林○君已經小五了，他的媽媽神經質到每一分每一秒都在注意她的排泄狀況、吃奶狀況、喝水狀況，甚至把她的排洩物弄在筆記本上面。

通常看排洩物就可以知道是不是有病毒感染，一般有病毒感染的話，肚子會絞痛，大便黏黏的，有時候附著在馬桶，常常沖不掉，因爲有細菌病毒感染，所以大便會乾，舌頭會紅絳，肚子會絞痛，甚至會出現裡急後重的現象。沒有病毒感染的，大便都鬆散不成形，即使肚子會痛也是隱隱作痛，臉色蒼白，口水很多，所以用的是屬於比較溫熱性的藥物，如理中湯、四逆湯這類的處方。痢的話就用葛根黃芩黃連湯、白頭翁湯，用木香檳榔丸，枳實導滯丸，枳實枳殼是同類的，和橘子柳丁檸檬同類，都是芸香科植物。

中醫比西醫還科學，因爲要先確定拉肚子狀況的前提才治病，就像是被毒蛇咬到，也要先清楚到底是腐蝕性的還是大腦中樞性的毒，才能夠找到血清，選擇合適的血清，才能對應解毒。西醫一聽到拉肚子，就給止瀉劑，給抗生素，怎麼能是這樣子治療？

中醫的辨證比現代醫學還科學，什麼叫做不科學？科學就是要非常具體，解的是什麼樣的便，就可以判斷是不是細菌病毒感染，不需要採糞便做檢驗。檢驗就算再快，也需要二十四小時才行，健保就要一星期，所以病患要命大，因爲如果一直拉得很嚴重，會脫水，說不定還沒等到檢驗報告出來，人就掛掉了。中醫根本不要檢驗，觀察辨證就可以確定。

有一個宜蘭五結鄉來的病患，姓李的男生，沒找我看之前，給他輸血小板，輸進去血小板指數還是零，如果以西醫來講就是血癌了，一定要死。找我看了以後，現在血小板已經上升，其實就是血液病而已。科技如果治不好病，那有什麼用！我得出一個結

對症有方

止瀉五偏方

如果不是導因於細菌感染的腹瀉，有五個還不錯的止瀉方，不妨嘗試：

· 吃些如酸梅等的酸性食物，因爲有收斂作用，可以止瀉。

· 山藥中含有消化澱粉酶，吃些山藥熬稀飯，很有效。

· 四神湯因爲有山藥、蓮子、薏仁、芡實，也可以幫助消化。

· 食用茯苓，因爲有利水利尿作用。

· 白果，又稱銀杏，有收斂作用，不過吃多了會脹氣，小孩不宜。

論，寧可糊裡糊塗的把病治好，也不願在照妖鏡底下活活的被整死！現代科技就是照妖鏡。

看病就是一定要辨證論治，到底是陰病陽病，還是寒證熱證？或是虛證實證？陰、陽、表、裡、寒、熱、虛、實，這叫做八綱辨證，這才是最科學的，一分析後就有了對應，寒性體質用熱性的藥，熱性體質就用涼性的藥，再科學不過了。

西藥都是用化學合成的，吃了雖然有效，可是會帶來其他的副作用。

拉肚子要看是不是病毒感染，

這在治療上完全不同。一般由細菌病毒造成的，可用黃連、黃芩、黃柏這些天然抗生素，合起來爲三黃粉，是非常好的消炎抗病毒藥物。這三味藥可以作用在人體全身，黃連可以作用在心臟血管、呼吸系統和腸胃系統，黃柏可以作用在肚臍以下的生殖、泌尿系統，這幾味藥全都可以對抗細菌病毒，包括口蹄疫，可以把它攪拌在飼料裡給動物吃，外面的皮膚潰爛，就直接撒在上面，很快就好。被火燒傷，被水燙傷，都直接撒在上面，連尿酸痛風在肢關節的地方會紅腫熱痛，也是以三黃粉調酒，直接敷在患部，晚上貼，大概隔天就退熱。

宿糞便秘

在臨床上面常常有很多小朋友肚子絞痛，痛到地上打滾，最後送醫掛急診，一照片子的結果發現，整個肚子裡都積滿宿糞，宿糞的意思就是已經很多天沒有大便了，積存愈久，糞便的水份蒸發就愈嚴重。這樣一來，腸管就像灌香腸一樣，一截一截的，因爲腸子本就是一截一截的，嚴重時一按壓，就會摸到一根一根的香腸，最後只好通腸，灌一灌讓它正常排便，腹痛現象就緩解了。

大人也一樣，因爲大家生活步調緊張，神經就痙攣；經常神經痙攣，久了就呆呆的不動，大便就解不出來了；解不出來日積月累的結果，就產生宿糞。宿糞是一個代謝廢物，會產生毒素，刺激、干擾腸神經、胃神經、痛覺神經，就產生劇痛的感覺，醫案裡，最長的有四十九天沒有大便。在《溫病條辨方・秋燥》篇中，有一案就是四十九天沒大便；另外在一本婦科學《濟陰綱目》書裡，有一個醫案是三十五天沒大便，我自己碰到過的，已有三個三十天沒大便，滿恐怖的。

三天以上不大便就叫便秘，三十天、四十九天就叫做頑固性嚴重便秘。如果你每隔一天正常大便的話，也是可以，但通常最好是訓練每天大便，因爲人每天吃三餐、四餐，吃了就一定要代謝；如果吃了不代謝，積存在腸胃裡，當然會產生狀況。喜歡吃燥熱食物的話，也容易引起便秘；喜歡吃黏稠性強的食物，像糯米這類的，也容易引起便秘；個性緊張也可能引起便秘，感冒發燒也引起便秘。有那麼多的因素，所以肚子痛要分類型的。

有人屬於熱性便秘，一般稱做陽結便秘，我就用承氣湯（見下頁）；有陰結便秘的，那就用巴豆這種強烈的竣瀉劑。巴豆本身屬性是大熱，屬於大戟科，大戟科裡比較耳熟能詳的就是蓖麻，大戟科的植物全部都有毒，唯一沒有毒的就是重陽木，又叫茄冬木，它所結的果實小小整串的，把它洗乾淨，用鹽巴醃一醃可以當水果吃。去野外登山

承氣湯

對付便秘，我會考慮用大黃劑類，大黃劑就是承氣湯，有大承氣湯，有小承氣湯，有調胃承氣湯。大承氣湯四味藥，小承氣湯三味藥，調胃承氣湯也是三味藥，這三個承氣湯裡面都有大黃。大家都知道大黃有通便的作用，最主要是它可以刺激腸管蠕動，腸管一蠕動，它就會把體腔的水份吸收到腸管裡；這樣一來，腸子裡有了水份，自然大便就會恢復正常。

對症有方

郊遊，迷路走失了，懂得野外求生及植物的話，肯定不會餓死。巴豆是大熱的，因爲內含生物鹼，是一種毒性很強的藥物，如果沒有經過處理，隨便放進嘴裡咀嚼的話，整個口腔都會潰爛；吃到腸子裡，腸子也會潰爛。所以，一般巴豆都把它提煉成巴豆霜，毒性就減緩很多。

每一個人都一定要吃喝拉撒睡，你不吃喝拉撒、不解大便的話，問題就嚴重了，三天沒大便就很嚴重了。陽結便秘是熱證，陰結便秘是寒證，寒證也會影響到你的腸肌無力，影響到大便正常排除。所以寒證的話就用熱藥，陽證的話用涼藥，大黃、芒銷都是涼藥，大寒的藥。通常陽結便秘，大便都是又乾又硬的，陰結便秘不一定又乾又硬，很可能是稀稀軟軟

對症有方

三物白散

以巴豆爲主最有名的處方叫三物白散，因爲三味藥都是白色的，第一個巴豆，第二個桔梗，第三個貝母。三物白散專門治療陰結便秘。大便解不出來，臨床上我們也看到很多大便，病患可以解，但解出的大便是一粒一粒的，像羊屎一樣，就表示體內殘留水份比較乾燥，導致它解出的大便像湯圓一樣。

的，問題在於腸子不動了，所以就要想辦法刺激它，讓它能夠正常蠕動。陽結便秘基本上腸子水份比較乾，陰結便秘的話水份不一定，不像陽結便秘這樣子的，正好是相對的，與體質有關。

我看過很多病患，三十天不大便的，幾乎都是女生。女生容易緊張，容易情緒化，有的人一碰到什麼事，就緊張得不得了，好像世界末日一樣，這樣子的話，難免會影響到正常排便。大便不順暢問題就很多，百病叢生，因爲它是一種代謝廢物，我們要正常的排除，如果不能正常代掉，就會產生毒素，就會干擾生理，甚至影響大腦記性減退。便秘也影響身體皮膚，尤其臉部，很多人青春痘、面皰、痤瘡就是這樣來的，有些部位皮膚甚至會搔癢，會再引發什麼樣的其他疾病，也沒辦法預料。

容易便秘的人，最好多吃點含纖維素、膠質的食物。膠質食物含有潤滑作用，像海帶、白木耳、黑木耳、髮菜、茼蒿、川七葉子，或海參、鮑魚、干貝、豬蹄筋，都含有非常豐富的膠質成分；另外，如果以海蜇皮、蔥花、蘿蔔絲、麻油拌食，因爲海蜇皮軟便，蔥花與蘿蔔絲通氣。至於像蓮藕、梨等蔬果，纖維多主要是刺激腸管，促進腸胃蠕動，加了潤滑又配合刺激腸子蠕動，大便就比較順暢。如果是嚴重便秘者，不妨吞服黑豆。

4 肝、膽

肝爲將軍之官，心爲君主之官，肺爲相傅之官，腎爲作強之官，脾爲倉廩之官。脾是倉庫，儲存很多的食物營養供應人體的需要。心爲君主之官，君主就是發號司令的意思，所謂的心大部分是講大腦。肝爲將軍之官，將軍就是國防部，幫人打仗，所以你吃得愈單純，國防力量就消耗得比較少，吃得愈複雜，你就要消耗將軍出來幫你打仗，國防力量就會因此消滅耗損。

肝是國防部

兩千年前老祖宗就已經觀察出，肝是要幫我們作戰的國防力量，任何外來的、不屬於我們人體的物質，包括細菌、病毒和其他的，肝臟就一定要起來對付它，所以愈是亂吃東西、愈是沒有好好的休息，最先遭殃的就是肝臟。

我們時常聽到「肝火太旺」或某人「大動肝火」，其實這裡所謂的肝火旺，並不是發熱，而是指脾氣不好、易怒。但是，「肝火」又是什麼？

中醫認為人體之火有二：一為君火，一為相火。君火又稱為心火，相火則包括肝、膽、三焦、命門等。另外，又可分為少火與壯火，少火為維持生命所需的正常熱量，壯火則是指消耗人體的能量，又稱邪火。《內經》有言，少火生氣（生能量），壯火食（蝕）氣，就是指能量產生與消耗的關係。

其實不止肝火，人體每一器官都有火，例如大腸主排泄，大腸火太旺就會出現排泄困難；小腸火過盛，尿液就成紅色；胃火太旺會使胃有灼熱感，甚至胃痛。但是，還是以肝火最為常見，影響也最大。

中醫說：「肝開竅於目」，所以肝火太盛，容易導致眼睛紅、佈血絲，感覺嘴內苦澀，由於少陽經繞於兩耳，且與肝膽關聯密切，並在耳朵附近交會，所以肝火旺會出現睡覺時多夢、暈眩或耳鳴等現象。

又說「肝主怒」，肝火太旺容易使情緒上揚、激動、生氣、暴躁。古人認為，諸風掉眩都與肝相關，所以也會引起暈眩、眼睛充血、多眼屎、胸腔有壓迫感等，如果情況嚴重，火上加火，就可能變成肝炎。

肝主筋，抽筋的時候，顯然就與肝血不夠有關係。有人只要一伸腿就會抽筋，到半夜甚至痛醒，都是與肝血不足有關。用芍藥甘草湯可以治，其中芍藥屬毛莨科植物，專門用來鬆弛平滑肌。牛膝就像牛的膝蓋一樣，如果希望藥的作用要往下走，一定要用牛膝，它可以「引藥下行」。

手腳冰冷・灰指甲・富貴手

「肝主筋，其華在爪」，爪就是指甲，正常的指甲弧度是四十五度，而且上面一定要有光澤。所以如果肝不好、肝機能有問題，就會凸顯在指甲的地方，包括灰指甲、富貴手等等。從指甲就可以看出肝功能是不是正常。

相反地，肝火不旺則容易產生倦怠感、無精打采、愛睡覺等，也就是能量燃燒不足所致，多吃補肝食物如豬肝、鮑魚、決明子、菊花、枸杞等，相當有幫助。

有灰指甲時可以用白醋點，如果點了還不好就用苦參子，同時也可以吃當歸四逆湯（見166頁）。冬天手腳冰冷，有的人手腳都會凍裂，當歸四逆湯一吃，就會有改善，手腳就會非常暖和，它可以治療凍瘡，因爲它有當歸補肝血，當歸、芍藥就是四物湯的二分之一，有桂枝強心，促進血液循環；它甚至還可以治療痛經、富貴手。

富貴手有可能是細菌寄生造成的，如果是細菌寄生，買韭菜一斤，回來洗乾淨煮一煮，韭菜可以吃，而煮韭菜的水則用來泡手，因爲韭菜殺百菌、解百毒，而且黏黏的，有豐富的營養，可殺菌。富貴手就泡在韭菜水裡，配合當歸四逆湯，有時候用紫雲膏也行。紫雲膏可以治療火傷、燙傷，但有一個缺點，小朋友不喜歡那種味道，因爲它麻油放太多，所以香過頭了。總之，富貴手先洗乾淨後擦一擦，泡完韭菜水後擦一點紫雲膏，很快就會改善。

感冒、飲食與肝病

台灣是一個肝病罹患率非常高的地區，根據統計，一百人中大概有七十人罹患肝炎，包括帶原的病例，可見罹患率之高。會造成肝膽病變的原因，與傷風感冒發燒有絕對的關係，一旦感冒發燒，就會破壞膽囊或影響到膽管，出現發炎阻塞的現象。很多的肝膽病都是感冒發燒造成的，臨床上有太多太多的例子，包括急性肝炎、急性黃疸，甚至猛爆型肝炎，都是感冒造成的；可能本來就有潛伏的因素，又有感冒的誘因，就導致急性發作的現象，有人一感冒肝指數就直線上升，甚至於黃疸就全身出現。另一個管道大概就是與飲食有關，因爲中國人的飲食文化常常不太注意衛生，就造成感染。

就感冒誘因造成的方面，中醫在臨床上有一些方劑來對應；至於飲食所造成的，當然我們也有一些處方。

西醫把肝病分成很多型，A型B型C型一大堆的，分這麼多型事實上沒什麼用處，現在他們已經也很直截了當的告訴你沒有藥可以治，但是中醫有臨床上的見證：開始通常會暈眩，最古老的中醫文獻就講「諸風掉眩皆屬肝」，風是一個過敏原，眩就是暈眩的意思，指所有暈眩的現象。通常我們把它歸在肝膽這邊，然後眼睛乾澀、長眼屎、眼垢很多，因爲肝開竅在眼睛。情緒方面，一般肝膽病的人情緒都不太穩定，比較容易生氣，應該是互爲影響的，常生氣的人也比較容易得肝病。

所以我常對很多朋友講，說學中醫有個好處，能夠陶冶身心，時時提醒自己不要生氣，因爲生氣得到肝病的機率比較高。

保肝必先實脾

老祖宗在《金匱要略》這本書中，開宗明義第一章第一條就說：見肝之病不治肝病。見到肝病不從肝去治療，必先實脾，意思是先把腸胃功能處理好，肝病不要治療就會好了。所以中醫有隔一、隔二、隔三的治療，譬如頭痛，常常是從腳底治療，叫隔

三、隔四，不是直接的治療，這就是中國醫學高明之處。肚子脹，我們就想辦法用像神麴（見131頁）、香附、大腹皮這一類的藥材，因爲它本身就是一種酵素，可以幫助胃液的分泌，以幫助消化，肚子脹的現象就會改善。另外，肝經從腳拇趾的大敦穴開始，走向生殖器旁邊的五里穴，繼續往上走到乳頭。乳房和兩個經絡有關係，乳頭是屬足厥陰肝經，乳房屬足陽明胃經，乳房要豐滿，一定要從這兩個系統處理。這樣一路上來，它繞著你的生殖器，所以通常尿量會比較少，顏色會比較深，我們的尿一般是淡黃，如果顏色是深黃，就表示肝膽有問題了，因爲我們的膽汁分泌大部分隨著大便排出體外，所以大便基本上也是黃黃的。

從尿液、皮膚看肝膽

膽汁一天分泌的膽色素假定是兩百個單位，大概有一百九十幾個單位隨大便排出體外，極少量隨著尿液排出體外，我們一般稱它尿膽鹽或尿膽素，因此我們的尿液是淡淡的黃，深黃色就意味著你的膽汁分泌或膽囊、膽管有問題了，如果是咖啡色那就要注意了，去檢查的話，肯定肝指數、膽指數都會很高，正常值的膽色素在一・二以下，這時的膽色素也一定升高，很明顯的在眼睛的鞏膜和角膜的地方就可以看出黃疸的現象。

再來就是皮膚的顏色，有的甚至連指甲都變黃的話，膽指數就一定很高。一般膽指數、膽色素升高的話，第一個反應就是會癢，第二個是出現灰白色的大便，所以說拉白屎，事實上不是純白的，是有點白，因爲膽色素已經不走大便道，所以大便就不是黃色的，而是灰白色的。

不過，皮膚搔癢卻不見得是肝膽出問題。很多人皮膚一癢，直覺的就會問是不是肝有問題。肝臟有沒有問題，其實很簡單，你到檢驗所做肝的血液檢查，他很快就可以告訴你，你的指數是不是正常。皮膚癢的原因不一定在肝，因爲肺主皮毛，皮膚毛細孔就是呼吸的單位，身體的廢物每一分每一秒透過毛細孔帶出體外，尤其現代人的生活，由於家電用品的流行，大家已經習慣冷氣空調設備，外面的溫度是三十幾度，一進到冷氣間的溫度是二十幾度，這中間的溫差將近十度，有些人對氣溫適應的功能比較緩慢，尤其是肺功能比較差的人，這樣一來就肯定會皮膚癢，還有就是我們的空氣，實在講品質很差。

肝病分陰陽

後代把肝膽病分成兩大類，其實老祖宗在漢朝時就把肝病分成陰陽兩大類，最簡便的方法：在望診時像橘子色，鮮明的、有光澤的就是陽黃症，暗暗的、黑黑的就是陰黃症，就這兩大類型。陽黃症又分兩類：熱疸是因爲感冒發燒造成的，另外是酒疸，喝酒會引起肝膽病，很多肝膽病包括肝硬化、肝癌都是喝酒造成的；尤其再加上心理壓抑，更是傷身，所以最好不要喝悶酒。喝酒會傷肝，冷酒會傷胃，無酒會傷心，看你到底要傷肝，還是要傷胃，還是要傷心，現在都有統計數據，喝到什麼程度就會怎麼樣。事實上，沒有壓抑、適量的喝，應該不至於什麼問題，像高加索人活到一百多歲照樣喝酒，因爲沒有壓抑嘛。

陰黃症也分兩類，第一類叫穀疸，另一類叫女勞疸，與性生活有關係，性生活沒有節制會引起肝膽病變；除了這個還有另一類型，叫黑疸。在古老的文獻裡，也有提到我們現在最可怕的猛爆型肝炎，叫做急黃，猛爆型肝炎在現代醫學上，死亡率高達百分之九十幾，羅患猛爆型肝炎最快三天就掛掉了。大家在媒體上也都聽過、看過，曾經有個醫師幫病患打針，不小心針頭戳到自己，就感染了猛爆型肝炎，從發病到結束生命不過三天，非常快。但是用中藥處理的話，常常也是三天之內就從加護病房轉到普通病房，因爲會出現肝昏迷的現象，治療的時間如果掌握得宜，兩三天就可從加護病房出來。有一位住院的羅姓病患，一到加護病房就開病危通知，我們給他茵陳蒿湯加減以後，三天之後就出加護病房，太神奇了。

柴胡湯治療肝膽病

當然，我們不是每一例都可治好，但是起碼我們有藥物可以對應它。譬如治療女勞疸，有礬石硝石散，治療穀疸有茵陳蒿湯。

通常治療肝膽病，大概有幾個系統可以考慮，第一是柴胡系列，有小柴胡湯（見46頁）、大柴胡湯、柴胡桂枝湯、柴胡桂枝乾薑湯、柴胡龍骨牡蠣湯，這幾個柴胡系列的藥方應該就蠻夠用的了。小柴胡湯中有人參、甘草、生薑、大棗，基本上體質比較虛的，用小柴胡湯；大柴胡湯因爲有大黃、枳實，通常身體比較壯實或病情比較急，考量用大柴胡湯或柴胡桂枝乾薑湯處理，乾薑是很好的止痛藥。

另外要加上軟堅的藥，如牡蠣——也就是牡蠣殼。所有生長在海裡的動物植物礦物都有軟堅的作用，所以我常常奉勸大家常吃海裡的動植物，腫瘤形成的機會就會很少。配合每天泡一點金銀花、黑豆、甘草的茶當飲料，少吃外面的垃圾食品，已經成形的腫瘤，柴胡桂枝乾薑湯都能把它消解。

另有天花粉，就是瓜蔞根，是葫蘆科植物，我們建議平常多吃葫蘆科植物，絲瓜、

對症有方

龍膽瀉肝湯

肝病實證需用龍膽瀉肝湯，也是由小柴胡湯變化而來，作用在肝經濕熱，或是肝筋實熱，因其中含很多苦寒藥，第一有解熱作用，第二有消炎作用。

葫蘆、冬瓜、苦瓜、大黃瓜、小黃瓜都是，南瓜也是，南瓜還可解煙毒，不只是抽煙的煙毒，還包括解鴉片的煙毒。除了南瓜還有甘草。另一種說起來不太雅觀，但是你若愛抽鴉片啊，我就給你喝糞汁，看你還抽不抽？這是有根據的，不是亂講的，有一本叫《潛齋醫書》的書就有記載，解煙毒最好的就是南瓜、甘草；但是南瓜對有糖尿病、皮膚病的人不好，因為南瓜植物性脂肪比較多，容易造成皮膚組織潰爛。

葫蘆科的瓜蔞根也很有意思，瓜蔞根是學名，國科會生物處每年都會接一些計畫，七、八年前就有人研究過瓜蔞根有對抗AIDS的作用，因為它裡面含的葫蘆瓜素，對AIDS有抑制的效果，就像芭樂葉也有抑制AIDS的效果，瓜蔞根可以抗腫瘤，可以把硬塊散掉，一般我們叫散結、軟堅。

甲魚對我們的肝膽非常好，牠的膠質，尤其是牠的殼，通常我們用藥用的是殼，叫鱉甲，鱉甲有個方叫鱉甲煎，就是專門治腫瘤、肝癌。在《金匱要略．瘧病》篇中就有這麼一個方劑，參加世運會得到冠軍的大陸馬家軍，他的秘方就有鱉甲、鱉血，所以有一陣子很流行，推廣吃鱉血、鱉卵。我承認牠的營養價位很高，吃了有強壯人體的作用，但是不能生吃。

鱉甲、牡蠣都是軟堅的藥，「潰堅」的話就要用穿山甲。穿山甲可打通一個山頭，那你的腫瘤算什麼。現在穿山甲繁殖沒有問題，食料卻有問題，穿山甲吃螞蟻，所以只好大量養殖螞蟻。螞蟻現在也是一道菜，很有營養，而且專治風濕關節，但是有一種螞蟻咬人會腫起來，被咬到其實最簡單，口水就可以消腫，被蜜蜂到也是口水抹一抹，但是口水太少了，那就撒一泡尿來塗就可以了，這是野外求生一定要懂的。

穿山甲的鱗片一片一片的，就像鐵甲車一樣，掏空整個山頭，你的腫瘤算什麼。我們有一個方叫眞人活命飲，又叫仙方活命飲（見70頁），稱它仙方眞是一點不假，你想得到的腫瘤病，幾乎都可以治療，這個藥方裡就有穿山甲，如果有一天穿山甲禁止使用的話就麻煩了，目前牠的來源沒問題，但台灣本土穿山甲幾乎絕跡了，可能找不到三百隻，現在最主要的來源是越南，因爲它還有很多沒有開發的森林。

穿山甲的肉很好吃，運動愈多肉質愈結實，就像土鷄，天天在外面跑，吃起來就很甜。仙方活命飲中醫用來治療從腦袋瓜子一路下來的腫瘤，因爲它有散結的藥、潰堅的藥、軟堅的藥、解毒的藥。

茵陳系列治肝炎黃疸

肝膽病、癌症除了柴胡系列，另外我會考慮茵陳系列的方子，茵陳蒿湯對猛爆型肝炎、急性肝炎有一定的效果。對陰黃症，我會考慮茵陳五苓散；對陽黃症，我們會考慮茵陳蒿湯。茵陳蒿湯只有三味藥，你不要小看只有三味藥，它可說是面面俱到，今天黃疸指數升高了，肝指數升高了，單一味茵陳就是很好的退黃藥，但是藥量必須重，一般用二兩，它很便宜，因爲它屬菊科植物，所以我們就想到，補肝養肝時選擇蔬菜、藥物時盡量多找菊科植物使用。常常會長眼屎的人，用菊花、金銀花加兩三片的甘草泡茶，眼睛就會舒服，而且它對你的肝臟又有好作用。

茵陳蒿、菊花、萵苣、A菜、咸豐草、紅鳳菜、茼蒿都是菊科植物，菊科植物一般味濃，所以有的小朋友不吃萵苣，有的人不吃茼蒿，但冬天是吃火鍋的季節，羊肉爐、薑母鴨，尤其是客家人的鹹湯圓如果沒放茼蒿，簡直是黯然失色，若有所失。客家的鹹湯圓會讓你回味無窮，簡直是太好吃了，用香蔥頭、蝦米、五花肉爆得很香，湯圓燙過，佐料弄好，最後茼蒿才進去。

我在社會大學開講生活中醫，介紹了一百多種養生藥物，有錄製一套CD。我現在有個構想，把所有的菊科植物放在一起，把各種屬性列出來，個別作用列出來，然後就按圖索驥，以後要什麼植物，一下就找到了。我歸納出葫蘆科的一定降血醣，菊科的一定對肝膽很好，茄科對肝腎一定不錯，禾本科植物對泌尿系統一定好，番茄、枸杞、茄子、馬鈴薯都是茄科植物，玉米鬚、白茅根、竹筍都是禾本科植物。懂得分類歸納，運用起來眞的簡便廉效。

高雄有一位莊先生，一方面自己肝病，老婆經期又不順，結婚很多年沒有生育。結果我把他的肝病全部治好了，他太太的月經週期也正常了，最後生了一個兒子，高興喜悅，那種心情沒有辦法形容。

桃園一位陳先生，也是肝指數很高，四處遍訪名醫，花了好幾十萬，結果愈看愈糟糕。他本來交了個女朋友，不敢論及婚嫁，因爲他覺得自己有肝病，結婚會害了別人，而且萬一結婚難免生兒育女，會不會直接遺傳，他們也很憂心。他來找我看後，就完全好了，後來陳先生一家族人都來我這裡看病。

疲勞、睡眠障礙、飲食不當，是肝病的主要因素。有人認爲肝病是國病，是中國人最容易罹患的病，台灣地區聽說高達七〇%有B肝的帶原現象，一百個裡有七十個，其實還是與飲食有關係。吃得愈單純，肝臟負擔愈輕；吃得愈複雜，負擔就愈重。

養肝血，不熬夜

你一定聽過，人最好晚上十一點以前一定要睡覺，因爲子丑時是肝膽時間，一定要休息。兩千年前老祖宗就說臥則歸肝，休息時血液就順著肝的門脈，靜脈回到肝臟，所以不能太累。

綜合來說，有外感誘因，有飲食不當（包含吃藥），另一個就是太勞累。太勞累就要養肝血，逍遙散（見下頁）讓你快樂逍遙，還有加味逍遙散（見下頁），比逍遙散多兩味藥：梔子和牡丹皮。因爲治療肝病、肝腫瘤、肝硬化，一定要用活血化瘀軟堅散結的藥物，牡丹皮就是活血化瘀的藥，屬毛茛科植物，和芍藥同科，芍藥、牡丹連開的花都很像，加味逍遙散裡有芍藥也有牡丹皮，一般過度疲勞、肝血不足、情緒壓抑，因爲逍遙散能清肝理脾解鬱，所以很好用。婦科治療也常用這個方，尤其更年期時的一系列症候群，就是用加味逍遙散做基礎，加一些疏導的、緩和的、安定的處方。

另外是用一貫煎，這個方子是明朝一位醫師所創的，裡面有養肝血的藥，有當歸、地黃、枸杞這些養肝血的藥，有麥冬、沙參這些補肺氣的藥。中醫的理論認爲肝屬木，

對症有方

逍遙散／加味逍遙散

肝病的慢性虛證處方爲逍遙散或加味逍遙散，也是小柴胡湯的變方。現代人工作壓力大，過度疲勞，體力透支，消耗能源，因此容易胸脅苦滿、疲勞倦怠，影響食慾，不吃也脹吃了更脹，都是脾胃系統的問題，逍遙散即有清肝理脾解鬱的作用。

怕金，因爲金能剋木，所以用沙參、麥冬來柔軟滋養它，另加入一味疏導的川楝子。剛剛講過，會形成肝病往往是因爲壓抑、工作負荷不了、太勞累、上級的要求很嚴苛、心裡老是有所不滿種種種種，患肝病的機率就很高。我是覺得幾百億財產也帶不進黃土裡，總歸是零，想開了就什麼事都沒了。所以一貫煎這個方子我們也常常用到，至於小建中湯、黃耆建中湯、歸耆建中湯，都有輔助的作用。

飲食單純以養肝

我吃東西很挑剔，幾乎所有防腐的東西、罐頭類的東西一口都不吃，炸鷄塊、炸薯條、餅干、可口奶滋、喜年來蛋捲我沒有吃過，泡麵這輩子沒有吃過，三十多年沒有吃過月餅。吃得愈單純，我的負擔愈輕。雖然喝酒，但是我適量，所以理論上喝了四十幾年的酒，早就該酒精中毒，思考語無倫次，說話也一定會受到影響，手也會顫抖，我卻絲毫不受任何影響。就是因爲我自己會節制，我會適量，中午易開罐啤酒兩瓶當做湯，晚餐有看診絕對不喝酒，沒有看診我就先喝，喝了一點小睡片刻去上課，絲毫不受影響，半夜就喝陳年高粱。所以你看喝了四十幾年沒有任何的影響，因爲我吃得實在是太單純太單純。常常出去外面吃喜酒，宴席回來沒多久我就肚子餓了，因爲沒有東西吃，那些拼盤我是一口不吃的，尤其加了什麼醬什麼沙拉之類的，我是一口都不會吃，所以吃得很單純。

你愈累，抵抗力就愈差，最會受到影響的就是你的國防力量消耗過度。肝爲將軍之官，你的肝不能差，因爲應付外來的任何狀況，都要靠你的肝臟，所以肝臟本身就是將軍，幫你對付任何的敵人。

肝氣鬱結

國父常常講說人生不如意之事十之八九，所以很多人常常喜歡亂想，心情鬱卒，那也是造成肝病的重要因素，中醫稱它肝氣鬱結。

南投草屯有一位林小姐，和老公一起打拚，辛苦奮鬥二十年，有了一點經濟基礎後靜極思動，老公跑到大陸發展。剛去的時候每天都有電話，後來是一個星期一通，剛去的時候可能一個月回來看一次，之後，慢慢的三個月、六個月，最後連電話也沒了，就是在大陸包二奶。

林小姐不甘心，殺到大陸去理論，結果乞丐趕廟公，反而被兇回來，一氣之下，右邊肝區的地方鼓了一塊二十公分的硬塊，很痛。她趕回台灣，到醫院診查治療，醫院的醫師很慈悲，建議她回家料理後事。幸好，林小姐的親戚在糧食局當科長，把林小姐帶來我這，吃了一個星期藥，痛就沒了，再慢慢用活血化瘀軟堅的藥，如牡蠣、鱉甲、丹參、香附、天花粉、浙貝母等，吃著吃著，硬塊全部不見了。

後來林小姐的老公良心發現，感覺有點歉疚就回台。之後太太又生了一個兒子，還是個天才兒童，腦袋瓜很好，很會講話，很機靈，小小年紀接電話，應對如流，非常難得，所以也給她一個安慰。

有一個孩子，可說是肝氣鬱結的代表病歷，他的肝氣鬱結起一個硬塊，很痛，約二十公分長。肝臟因為製造膽汁分泌，膽汁分泌製造胃液，胃液分泌幫助把食物消化分解掉，會影響到消化酵素的分解，所以一般脂肪肝的人，通常大便一天五、六次，道理就在這裡。因為消化酵素分解功能受到影響，不能正常消化，所以大便一天五、六次。一般胖的人，罹患脂肪肝的機會比較多，但並不表示有脂肪肝的人就會肝硬化，就會變成肝癌。有的人一聽到脂肪肝就很緊張，其實根本沒有什麼關係。

治肝先療胃

中醫沒有脂肪肝的名詞，但是有肝病的名稱，通常分實證虛證，事實上肝通常和胃一起病，所以中醫治肝病，通常都是先治療胃。《金匱要略》第一章開宗明義就講，見肝之病不治肝病，必先實脾，實脾的意思就是加強消化系統的功能。不吃也脹，吃了脹得更厲害，就一定要健脾，增加運化加以治療。

有一位中醫同道，現在已經九十歲了，大概十幾二十年前，就發現自己有肝病、肝硬化。西醫建議要開刀、化療，但是他用最簡單的一個方：六君子湯，治好肝病，活到現在。「見肝之病不治肝病，必先實脾」，四君子湯、五味異功散、六君子湯、七味白朮散等都是同系統的藥，也都有相當效用。

膽結石

中醫認為「肝膽一家」，因此膽結石的病患無論在症狀或治療上，都與肝病有關。

在《黃帝內經・素問》第八篇有提到，人體幾個重要器官的強弱，最後都取決於膽。因此唯有營養均衡、消化系統良好，身體健康了，膽的功能才會健全。

膽結石的病患在臨床上，輕則出現眼角膜或鞏膜有黃疸，有時也伴隨著口苦咽乾、睡覺多夢、胸悶、便秘或腹瀉、尿液呈咖啡色、皮膚搔癢等症狀，有時還會出現嘔吐、拉白屎等，相當擾人。

以我的經驗來看，膽結石並沒有年齡、體質與性別之分。《內經》上說「風為百病之長」，也就明白指出風邪（也就是感冒）是誘發多種疾病的主因，其中也包括膽結石。一般認為，每個人都有膽結石，如果過度疲勞，或肝氣鬱結、情緒過度壓抑、飲食過於油膩，都可能造成膽結石發作；至於有無疼痛，與結石的形狀有關。

中醫療法上，目前以大、小柴胡為主的柴胡疏肝湯，加減退黃藥物如茵陳蒿湯，以及化石藥物如化石草、金錢草、車前子、石韋、雞內金，或加入協助結石滑動排出的冬葵子、滑石、石首魚、海金砂，另外還有止痛藥物如延胡索、川楝子、鬱金、川七、丹參等。患者在服用中藥時，我還是建議，最好輔以膽功能指數檢查，治病效果會比較可靠。

民間流傳用蛤蜊、蜆仔湯、蛤仔湯治療或預防肝膽方面的問題，現在已經證實確有功效；不過要特別注意，湯裡不要加其他東西，包括油及鹽巴。

另外，膽結石病患的飲食以清淡爲主，同時注意少吃菠菜等鐵質食物，保持充分的睡眠及體力，復原指日可待。

5 腎臟

中醫說：「腎爲作強之官。」相當於現在的免疫系統，所以過度疲勞最先受到傷害的，就是肝和腎，也因此，現在腎臟功能的病變愈來愈多了，這與大環境中的水、空氣等污染有絕對關係。

腎臟就是人體的過濾器官，對付身體任何外來的東西，最先把關的是肝臟，肝是將軍之官，幫人打仗，但是有關水份、液體的部分，就要透過腎臟過濾。腎臟有腎小管、腎小球，過濾以後還要重新吸收，一旦功能有問題，最倒楣的當然是腎臟本身。

現代人飲食不當，五花八門的食物裡，色素、人工甘味、食物添加物等，都會影響腎臟功能，腎臟負荷不了出現尿蛋白的病患愈來愈多，發展到最後，就變成尿毒症。馬偕做過一個統計，民國七十四到八十四年十年的時間，洗腎病患成長大約一百多倍。這顯示人們夜生活過度，肝爲罷極之本，肝臟病肝癌高居疾病死亡排行榜第一名；腎爲作強之官，所以腎臟功能受到影響，百分之百都是生活作息的影響。

我發現吃藥不當引起的腎臟病變也很多。現在大家都清楚類固醇很氾濫，無論什麼痠痛都用類固醇治療，結果不但沒有治好，還製造出腎臟病變。因爲類固醇便宜，所以僵直性脊椎炎也這樣吃，大腦長腦瘤也這樣吃，肌無力症也這樣吃，氣喘病、異位性皮膚炎也這樣吃，尿毒症、紅斑性狼瘡也這樣吃，沒有一樣不用類固醇的。但有哪一個人吃了痊癒？類固醇氾濫，只會造成太多太多尿毒的病患。

第一泡尿很重要

尿尿是我們生活、飲食正常與否的最好指標，我們每天早上一般都是尿急才會起床，有的人就迷迷糊糊的撒一泡尿又回去睡覺，常常搞不清楚尿的顏色。第一泡尿是很重要的，你一定要看仔細，是不是顏色很深，或是有血尿，或像洗米水一樣混濁，或是泡沫很多，有各種不同的現象。

如果泡沫很多，像洗米水一樣混濁，意味著腎臟功能有問題，就是告訴你昨天吃太鹹或太多加了防腐劑的東西，導致你的腎臟過濾發生問題。如果尿液紅紅的，第一，假如有感冒發燒，那我們就要考量，因爲感冒發燒影響到下腹腔的血管，形成充血現象，有的血管比較脆弱，導致微血管破裂，就會有血尿；第二要考慮可能有結石的現象，因爲石頭滑動的時候劃破微血管，當然尿液就會紅紅的，有的甚至嚴重到整個馬桶都是紅的。

熬夜加上抽煙抽得兇，也容易血尿。抽煙會讓微血管收縮，微血管收縮就影響到氧氣的供應，所以臉色會發青。喝酒臉色會發紅，人們都說煙酒不分家，後來我才恍然大悟，抽煙臉色發青，喝酒臉色發紅，所以邊喝酒邊抽煙就會面不改色，那麼像咖啡色的尿，就肯定是肝膽的關係了。

所以觀察尿液，就可以檢查內臟組織有沒有問題。奉勸大家每天早上仔細看看你的尿液，只要花個三十秒鐘的時間，注意自己的尿液，注意自己的大便，就可以給你帶來健康。注意尿液的變化，然後調整生活習慣、飲食習慣，這樣就可以未雨綢繆，防患未然。

觀察尿液，找出原因之後，就可以對症下藥。比如說，用地黃、元參（見74頁）之類的滋陰藥物補充體液；用車前子、冬瓜子、白茅根之類的解熱利尿藥物使體溫下降，緩和充血現象；或用含膠質的修補藥物，把破裂的局部微血管修補起來。

含有豐富膠質的藥物或食物，可以修補組織、促進癒合，所以我建議大家，平常多吃黑白木耳、海參或蓮藕汁。

尿路感染

有一位黨國元老，台南政界的名人，在醫院住院，又是尿毒又是心臟病又是高血壓又是糖尿病，年紀大了沒辦法，經常尿路感染。醫院實在沒辦法，所以特別問我要怎麼處理。

尿路感染在西醫來講，有時候處理得不太理想。我覺得首先要考慮感冒引起的尿路感染。有一位竹南高中的數學老師徐〇賢，就是因爲尿路感染，才吃一天的抗生素，結果全身水腫，她怕死了；但是她來我這邊，吃一次藥幾乎就好了。通常感冒引起的尿道感染，我會用導赤散（見下頁）。

假設作一個實驗，弄一個容器，下面打一個洞，它的水不一定會流暢地流出來；如果上面再打一個洞，「咻」地就順暢了，中醫就稱爲「提壺揭蓋法」，又叫做「開瓶蓋法」。仔細想看看，是不是所有茶壺蓋上面都有一個小洞，如果你把洞堵起來，茶水可以倒出來，但是不順暢，這也就是「開肺氣」的意思。老祖宗從很多小動作觀察，所謂的「蓋」就是肺，肺爲五臟之華蓋，所以中醫就有一個方，叫做「華蓋散」，而竹葉幾

對症有方

導赤散

導赤散只有四味藥。第一味是竹葉，竹葉是專門清上焦的，明明是下半身的毛病，爲什麼要吃治上焦的藥？中醫理論裡，肺和大腸相表裡，肺是水的上源，因爲肺屬金，金生水，肺主清肅，意思是說肺功能有問題，就會影響到大便小便，因爲金不生水，所以依照五行相生的觀念，就可以充分利用，肺主清肅，清肅不降，尿就尿不出來了，所以要清肺。

還有地黃。因爲尿不出來，可能是體內沒水，就用地黃補腎水，好比自來水沒有水，即使打開水龍頭也沒用。再來用木通，最後就是用甘草。

乎就是這種作用，可以有效清上焦熱。

導赤散只含四味藥，但是因爲感冒引起的尿路感染、尿道發炎、排尿障礙、小便短赤、嘴巴很渴等等，全部都可以用。就算是舌頭會破、舌頭會生瘡，導赤散一吃就好了。

如果導赤散的效果不很明顯，再加黃連進去。加黃連的話，就叫做瀉心導赤散。黃連有消炎作用，因爲尿路感染，用黃連抑制細菌與病毒，就可以達到消炎的目的。

熬夜有礙泌尿系統

另外，有些人平常熬夜、透支體力、疲勞，泌尿系統這方面的功能自然會受影響，容易受感染發炎。一般尿路感染會排尿不順，小便短少頻數，顏色紅紅的，嚴重的話肚臍下面會有脹痛感。事實上，症狀會從口腔開始，嘴巴會乾、舌頭會破、口腔會破、舌頭會紅絳；尿道方面，肚臍下方小腹會脹、會痛，尿道會有灼熱感、刺痛感，還有小便短赤，有人一個鐘頭可能尿二十幾次，還會有殘尿感。

中醫的觀察很細微，所以需不需要像西醫一樣做細菌培養呢？作細菌培養，快的話也要二十四小時，一般大概都要一個星期，才能夠看到結果。但是中醫看診絕對不超過五分鐘、三分鐘時間，一路從頭問到腳，最慢五分鐘，就能夠百分之百確定是否有尿道感染、尿道發炎的現象。

尿千萬不能憋

避免尿路感染，千萬不能忍尿。人的胃裡最少有三百種細菌，其實身體裡面就有很多細菌，人與細菌共生，動不動就拿抗生素，不管好菌壞菌統統消滅，有什麼好？對於

對症有方

通關丸

如果完全尿不出來，就用通關丸，又叫做滋腎丸。滋腎丸只有三味藥，一味叫做知母，一味是黃柏，這兩味藥都入腎，另外一味藥就是肉桂。知母、黃柏的藥量要重，肉桂量則很少很少，比例是十分之一或者二十分之一。

抗生素，我最後恍然大悟，可以拿諾貝爾獎的抗生素，之所以叫做抗生素，竟是把生命抗掉！

一直忍尿就會造成自體細菌感染。在高溫工作環境的人很容易引起尿路感染，因為工作場所的溫度超過體溫，人會出汗出得厲害；汗出得多又沒有補充水份的話，就造成局部組織的抵抗力減弱。所以在高溫工作環境中的人，如果能充分補充水份的話還好；如果不能，最後就是尿路感染。我們一定要用滋陰的藥，滋陰就是補充水份。中醫說法中「陰」指看得到的實體物質，但是如果泌尿系統已經出狀況，有時候補充水份也不一定能夠解渴，所以還要運用地黃、元參這一類藥，都屬於滋陰藥。

另外，熬夜、憋尿、不正常的男女性接觸感染性病等等，也會造成尿路感染，形成排尿障礙。尿路感染和結石也有關係，腎結石、膀胱結石、尿道結石，都有可能導致尿不出來。結石的話，就一定要用化石的藥物，就用豬苓湯，豬苓是一味藥，結在楓樹底下的就是豬苓，結在松樹底下的就是茯苓。除了豬苓、茯苓，還有澤瀉、阿膠、滑石，這就是豬苓湯；還要加懷牛膝，牛膝是莧科植物，再加車前子。

我要說，忍尿眞是最不好的習慣，一直忍會使得尿路充血，充血之後就像橡皮筋擴張，擴張久了後就變得鬆弛、沒有彈性。忍尿也會引起自體的細菌感染。

吃錯藥也是幫凶

在現代還有一項會導致尿路感染的因素，就是吃藥。由於西藥大都是用化學元素合成出來的，很多人吃藥吃出問題。像知名作家思〇先生的太太，因爲肚子脹，美國醫師拿酵素給她吃，吃酵素要喝水，一喝水酵素就膨脹，脹到她的脊椎斷裂，體重因此瘦了三十磅，很可怕。

好幾年前，我在高雄社會大學上課時，有一位太太的兒子，才十二歲，因爲飲食不當亂吃東西，某天感冒後就造成腎臟發炎，尿蛋白指數出現了四個十，尿毒指數升高，怎麼辦呢？送到醫院，準備給他洗腎，才十二歲就要洗腎，要洗到哪一年呢？

當時，我在社會大學講「養生保健」的課，講台灣地區常見的養生藥用藥物，大概講了有一百多種，關於泌尿系統養生，我提供用冬瓜子和白茅根。冬瓜子是葫蘆科植物，葫蘆科植物幾乎都有利尿作用；白茅根是禾本科植物，禾本科植物也幾乎都有利尿作用。這兩科植物的屬性都比較寒涼，也都有消炎作用。那位太太買了這兩種藥材，煮水給兒子當茶喝，喝著喝著感冒好了，尿蛋白尿毒指數也下降了，當然也不用洗腎，救了一條小命。

葫蘆科、禾本科植物，都有利尿作用，容易尿路感染的人，應該要多吃，如絲瓜、冬瓜、西瓜、胡瓜、苦瓜等葫蘆科植物，可幫助排尿；白茅根或玉米鬚，也可以治尿路感染。玉米鬚是一味很好的藥，可利尿、消水腫，治療腎臟炎、尿路感染、膀胱炎、糖尿病、尿毒等，只是現在要注意農藥問題，如果能確定玉米園從栽種到採收都沒有施灑農藥，玉米鬚品質就不錯。玉米鬚採收以後，不會很容易爛掉，保持好不會發霉，擺幾個月都行，因爲農藥大概一個星期就會逐漸消失，擺一段時間讓殘留農藥消失，再來做藥。我本來玉米鬚的用量很大，就因爲農藥太氾濫，才少用。

總之，玉米鬚是一味很實用又簡單方便有效的利尿劑，現在玉米五元一包，嫩的很甜老的很香。原來最早是白玉米，後來變成黃玉米，現在變成紫色玉米，眞要感謝農業專家不斷改良，以前的玉米很瘦很小，現在的玉米很胖很肥，那就是基因改良。

綠豆也是很好的利尿劑，而且能解百毒，所以要多吃綠豆，把積存在體內的毒素，藉由利尿作用代謝出體外。

遺尿與失禁

膀胱無力或尿失禁，一叫遺尿，一叫失禁。通常失禁的人有一種感覺，譬如說到洗手間，距離沒有多遠，就已經控制不住，尿在褲子裡，這叫做失禁，或者尿失禁。至於遺尿的話，本身沒有知覺，一般到了年紀比較大，出現這兩種現象的機會比較多。所以遺尿的人一般都要用成人紙尿布，否則什麼時候尿出來，自己根本沒有知覺。以程度上來講，遺尿比較嚴重，失禁比較輕微。

一般年紀大一些的人，尤其老年癡呆症、失智症，出現遺尿的機會比較大。年紀大的人、行動比較遲緩的人，出現失禁的機會也比較多。這情形就好比橡皮筋一樣，用久了以後，就有彈性疲乏的現象，所以改善「彈性」，就可以改善失禁的現象。至於遺尿，治療上比較費時費力，因為要恢復病患的大腦意識中樞。人的大小便都是大腦在掌控，要恢復意識中樞、知覺中樞比較困難。

膀胱無力、腎氣衰竭，都比較容易產生尿失禁現象，尿失禁造成的滴滴答答感與尿

對症有方

腎氣丸加桑螵蛸

大人的尿失禁，我會用腎氣丸。爲什麼會用腎氣丸呢？因爲腎氣不足。尿失禁用腎氣丸，一樣也要用收澀劑。我有一個方，叫桑螵蛸散，這味藥是一種寄生在樹上的蟲包，桑螵蛸就有收澀作用，用桑螵蛸散加腎氣丸，然後加益智仁、覆盆子等，就不會再出現多尿、尿失禁的現象。

路感染的情況不一樣，差異點在於尿路感染會有灼熱感，肚臍下面會有脹痛感，會有灼熱感、刺痛感；尿的顏色也不同，膀胱無力、腎氣衰尿是白色的，尿路感染尿色是紅色的；另外，尿路感染者嘴巴會渴，腎氣衰者嘴巴不會渴，這是最大的差異。

老祖宗的話有時候雖然不雅，但就是很傳神、很貼切地描述。你有沒有發現，小朋友的尿尿半天高「咻」，表示他腎氣充足，陰莖一勃起「咻」的一聲就尿得半天高；但你看年紀大的人尿尿陰莖總是垂頭喪氣，容易尿到便斗外面，滴滴答答都不順暢，常常尿到自己的鞋子、褲子，這就是老化現象。

以前的人講話是比較不雅，可是我覺得非常傳神。人家問說天有多高，他說天是小朋友尿尿的兩倍高，此話怎講？就回說，大家都說嘛，小朋友尿尿半天高，半天再加半天不就是天的高度了嗎？這是笑話，不過尿尿時，年紀愈輕腎氣愈足，很有力就灑得很遠；年紀大的人就滴滴答答腎氣不足了，所以會遺尿會失禁。

小兒尿床

尿床的問題就不一樣了，有人到了小學還在尿床，雖然排尿是大腦在管，與大腦中樞有關係，但是整個治療方向，就與尿失禁稍微不一樣。

有此一說，大人的遺精，就是小孩子的遺尿，所以治療小孩子尿床，大多從大人的遺精方向著眼。第一是用入腦的藥，遠志、菖蒲等通腦竅的藥一定會用；第二就是用一些鎮靜的藥，如龍骨、牡蠣這一類藥；第三是用一些安神的藥，柏子仁、遠志這一類的藥；最後用收澀劑如蓮蕊鬚、五味子、山茱萸、益智仁、覆盆子等。

至於小朋友尿床，老一輩常用的的食療法，是以龍眼乾、糯米燉煮，非常好吃，效果也不錯，很多小朋友都喜歡吃。老一輩的觀念認為，小孩尿床就是因為膀胱無力；但事實上，是因為膀胱虛冷，而龍眼乾是大熱的食物，糯米是高營養的食物，以前營養條件差，小朋友的體質比較弱，食補當然會有所改善。還有要注意，睡前最好不要讓小朋友吃太多流質的食物，這樣尿床機率就會比較少。

陳立夫先生在他一百歲的生日感言裡提到，他尿床尿到二十三歲，雖然有些人會覺得不好意思，我認爲那是沒辦法的事，因爲生理功能就是這樣。我早期也看過一個尿到二十三歲的，在林口長庚也曾同一天看到兩個女生，尿床尿到高中二年級。不過，壓力太大也會尿床，因爲壓力使大腦抑制中樞受影響。

曾有位警察的太太，帶著小學一年級的孩子來看診，我問媽媽：「你有沒有給他壓力？」她說：「我怎麼會給他壓力？」但是剛講完，她話鋒一轉：「他這次月考四科有三科一百分，一科竟然只考九十七分，明明就是粗心大意！」一邊說一邊手指就直指著孩子，那種咬牙切齒的模樣，眞是可怕。我告訴這位媽媽，一分鐘前你還告訴我你沒給他壓力，你現在又說四科考三百九十七分，這不是壓力嗎？那你自己來考考看，看看能不能考到三百分！才小學一年級的小朋友，被嚇成這樣，既然不能正面反抗，只好每天撒一泡尿在床鋪上，讓媽媽天天洗床單。

第 5 篇

女性呵護

1 經期

我看過許多月經不來的病患，有十二歲初潮，後來來了四次的月經，連初潮一共五次，到十四歲以後就沒月經了；也有十七、十八、十九、二十歲的患者，一停停了十多年。十七歲就沒月經，靠打荷爾蒙，荷爾蒙有用嗎？打了十幾年的荷爾蒙，體重變成一百多公斤。

月經不來

我也看過沒有月經的，最少有四例，第一例四十九歲，從少女到四十九歲，都沒有月經來；第二例姓王，三十五歲來看我的時候就沒有月經，因爲本身在醫院當過醫務工作，所以自己有一點概念，她表示五歲時曾經發高燒，引發腦膜炎。人的生理週期，會有月經、會排卵、會生孩子、會有奶水，完全聽腦下垂體的指揮，腦膜炎會影響腦下垂體的功能。

當時我只問她一句話：「當你跟你先生談戀愛時，有沒有把沒月經的事情告訴他？」如果隱瞞的話就叫欺騙，會引起夫妻摩擦，如果明講沒有月經，因此不會排卵，不會生寶寶，他心甘情願結合，那是他的事情，所以一定要表達。

另外有一個淡大中文系的梁姓女孩子，二十八歲還沒有月經，她很在意沒有月經，很罣礙將來生育的問題，我告訴她一定不能對男朋友有所隱瞞，不過後來就沒有下文。我不喜歡做追踪，因爲做追踪滿怕引起人家的誤會。

另外還有一例是在翡翠水庫隔壁，有一位龜山電廠羅先生的女兒，到高二還沒有月經，不過這一例後來月經就來了，我叫她吃一個方，叫當歸芍藥散，叫她一直服用，吃著吃著月經就來了，只是晚來而已。

正常的人，男生是以八爲基礎，女生是以七爲基礎。二七天癸至，天癸的意思就是指性荷爾蒙的分泌。男性二八十六，十六歲結婚是最年輕的年齡，當然在臨床上還有更年輕的，如十二、三歲就結婚的也有。女生是二七天癸至，二七十四歲，性荷爾蒙分泌就成熟了，就排卵有月經了，所以十四歲來月經都不算晚，這是《內經》所講。

現代人比較恐怖，有位民國七十九年次的小女生，在八十七年的二月九日月經就來了，才九歲；我們還看過五歲的女孩子，體重五十公斤，月經就來了。美國有一個小女生，三歲時體重就五十三公斤，法院判決父母親喪失監護權，因爲實在太疏於照顧了。一般熱帶民族，女性都比較早熟，像印度有五歲月經、七歲懷孕、九歲就生孩子的。愈是寒帶民族，成熟就比較晚，成長也比較晚。

腦下垂體是關鍵

一般女生是以七爲週期，男生是以八爲週期，至於幾歲該有月經則因人而異，也因爲營養而有所不同。月經到底怎麼樣才叫正常？它應該是很有信用的，所以稱它叫做「月信」；又稱爲「月水」，和月亮有絕對關係，女性週期受到月亮直接影響，像海水的漲退一樣，很有規律的。經者，常也，也就是很正常的意思，但是有人二十二天，有人二十四天，有人二十八天，二十八天的比較多，也有人三十五天，有的人四十天，這個都不一定，只要你每個月按時報到，就叫做正常。

有人兩個月合併辦理，稱「併月」；有的三個月來一次的叫「居經」，等於一年來四次更省事；有的人一年來一次的，也就是三百六十五天定期報到，叫做「避年」；有人一輩子不來月經，那就叫做「暗經」，比較早期的人叫它「石女」。

月經與腦下垂體分泌有絕對關係，併月是正常的，九十天來一次的居經，也認定它是正常的，三百六十五天準時來報到，也認定它是正常的，只不過，一年來一次月經，排一次卵，生育機率當然只有十二分之一，機率相對減少。

至於暗經，理論上來講是不應該會生孩子，不過在醫案裡有沒月經但照樣懷孕的，也就是所謂的暗經，這個我是沒有機會看到。現在我們有機會看到的，就是二個月、三個月、四個月、甚至於一年、二年、三年沒有月經的。西醫的話就靠打荷爾蒙，刺激腦下垂體分泌，如果發生作用，月經就會來，但是藥沈澱在腦下垂體，我前前後後已經看過很多腦下垂體長瘤的，都是因爲這樣。其中有淡大中文系一年級的學生，腦下垂體長瘤她不在意，只在意會不會生孩子。

有一個嘉義的女孩子，五十九年次，從七十九年開始打荷爾蒙針，打到八十五年，大概打了七、八年，月經還是不規則，後來來我這裡看了以後，月經就來了。

太密集、量太大

月經週期的問題，除了經期不規則、不來經外，現在又發現月經太密集的病例很多。有人一個月來三次，甚至我曾經看過一例從美國回來的，從初潮開始，一直到快五十歲，每天都要墊衛生棉。婦產科找不出原因，不過很可惜的，她只來一次，看了以後到現在有沒有改善，不得而知！有的人很恐怖，三十天都要墊衛生棉，眞的太密集了，有人一個月來三次，有人半個月來一次，有人二十一天就來。時間很短暫，間隔比較密集，問題的癥結還是在腦。

經期次數頻繁，我最常用的就是桂枝龍骨牡蠣湯，這個方子是出自於仲景方，《金匱要略・虛勞》篇裡，提到「女子夢與鬼交，半產漏下。」半產就是常常習慣性流產，漏就是滴滴答答的，下就是帶下，所以有人滴滴答答的，每天要墊衛生棉。除了用桂枝龍骨牡蠣湯外，另外我就用芎歸膠艾湯（見251頁），又叫做芎歸四物湯、四物膠艾湯，就是這幾味藥：四物湯、阿膠、艾葉、甘草，就變成芎歸膠艾湯。

芎歸膠艾湯在《金匱要略》婦科裡提到可以治療崩漏診。崩就是大出血，來勢洶洶的叫崩，漏則是像水龍頭沒有關緊或滴滴答答的，包括懷孕也來紅的，我們也這樣處理，不敢講百分之百，大概在百分之九十八以上，也就是說大概一例二例可能反應不明顯的或沒有效果的，其他的幾乎都百靈百驗。我們當然還會加一些止血和補血的藥，像我常常用仙鶴草，仙鶴草有人說它是薔薇科植物，因爲薔薇科植物都有收澀作用，蘋果、梨、桃子、李子、杏仁、木瓜全部是薔薇科植物，與薔薇花、玫瑰花同科。不過也有人認爲說仙鶴草是爵床科植物。

另外，我常用的就是鷄血藤，鷄血藤裡有非常豐富類似血紅素一樣的成分，它是豆科植物。新鮮的鷄血藤，用刀子一砍，流出來的汁就像血水一樣紅，所以大陸把它熬成鷄血藤膏，吃了以後，每吃一劑，血紅素就升高。所以血紅素低的人，我就用鷄血藤治療。

經期如果提早來爲「熱證」，延後來則爲「寒證」，血色淡爲「虛證」，呈暗黑褐色爲「實證」，如果有血塊就是「瘀證」。

寒證應以溫性的藥治，通常用黃耆；熱證以涼性藥治，溫經湯、調經湯就是常用藥方；過期不來就以「過期飲」爲主。有些父母習慣用四物湯幫女兒滋補，其實不見得理想，因爲其中某些成分，如果未經辨證食用，反而對人體有害。如果有必要，建議以當歸、黃耆煎湯代替，再加紅棗、山藥補脾，加枸杞子補肝腎，效果更好。

經期不適

經血有人太多，有人不來，處理的方向當然不一樣。經血排出去的時候，正常的話顏色是鮮紅的，沒有血塊，出血量差不多在五天左右，不會痛。在臨床上，偏偏有很多很多的不適現象：有人會頭痛，痛到想拿斧頭把頭給劈開；有人痛到想從樓上跳下來；有人痛到頭要爆炸。所以我才恍然大悟，有句成語叫做「痛不欲生」，因爲痛到不想活了。

另外，只要週期一來，有人會流鼻血，有人會吐血，這類都叫做逆經症，不過到現在爲止，我看了幾十年的病，還沒有碰到過吐血的。最常見到的就是乳房發脹，情緒非常不穩定，有的男生根本傻愣愣的，不知道女友爲什麼像是吃錯藥，所以我常常建議，男生如果發現你的女朋友或太太情緒不穩定，可能要先瞭解是不是她的週期來了。

逆經症有人乳房發脹，情緒不穩定，有人肚子絞痛，痛到在地上打滾，上醫院掛急診、打點滴，這些問題，從古至今都有，但是沒有像現代人那麼嚴重，問題的癥結在哪裡？就在現代女生愛吃冰冷的東西，熱脹冷縮，假設今天三月十六號，月經來，一吃冰冷的東西，明天月經就不見了，起碼三到五天，甚至一個星期的經期，結果一天就沒了，因爲生理週期時，子宮在充血，遇冷收縮結果一下子就沒了。每個月都這樣子的話，子宮壁會慢慢的纖維化，就變成子宮肌瘤，變成子宮長東西。有些人出血量很大，來勢洶洶，不趕緊打止血針，趕緊去醫院急救，嚴重的話可能連子宮都要切除。

一百個女性裡面，可能占一大半都會有痛經症狀；極少數沒有症狀的，是因爲飲食方面有控制，控制得好，症狀就好一半，做不到就只有受罪。我最喜歡講的例子，是有一個女生，問她敢不敢再吃冰冷，她說敢；問她健康重要還是吃冰重要？她說兩者一樣重要；再問生命重要，還是吃冰重要？她的答案是，我寧肯死掉，也要吃冰。這樣我就不要再講了，她也不必再來找我了，既然認定吃冰比生命重要，何必來找我。

熬夜也會有影響，因爲它會擾亂身體，擾亂腦下垂體分泌。我剛提過，一百個女性裡面一大半都會有這個症狀，問題在於現代生活形態很難避免，要擋住冰淇淋、冰棒、冰冷飲的誘惑，實在不容易。你知道嗎，除非有自我控制，得到教訓，才會自我約束。

逆經受情緒的影響非常大，但是靠正常飲食就可以調整。一般的文獻裡面，並沒有刻意提預防之道。很多人認爲吃素有益，其實是錯誤的觀念。調經有兩個陽藥、兩個陰藥：當歸、川芎是陽藥，地黃、芍藥是陰藥。今天月經來，結果川芎量用多了，造成大出血，反而變成惡性貧血；今天月經來，芍藥用量多了，因爲有收斂作用，明天月經可能就沒了，這樣一來的話，本來子宮肌在充血，容易造成子宮內膜異位、子宮肌瘤、子宮線瘤等病症。有人吃了地黃會拉肚子，因爲它會滑腸，所以我很少用，可以說幾乎沒有用過，不過與它同系統的當歸、芍藥就常用。

通常我都以加味逍遙散（見213頁）處理，因爲肝經環繞陰器，前面說過，肝經是從我們的腳拇趾開始，如果把襪子脫掉的話，會發現到腳拇趾長毛的地方，這裡有一個穴道，叫做大敦，從大敦一直走到生殖器這邊，繞著生殖器，上到乳頭，就是肝經。所以乳房發育不豐滿，要從兩個單位著手，一從肝經補肝血，另外乳房本身和足陽明胃經有關聯，所以要用健脾胃的藥，足陽明胃經屬腸胃系統，所以一方面調整腸胃系統，一方面補充肝血，像飛機場的乳房慢慢就會豐滿，當然不一定會像波霸，但起碼會有一定的成長發育。相對的，乳房大到很可怕的，也要處理，但就不需要大費周章了，單一味神麴（見131頁），單一味炒大麥芽，就會縮減，因為這些藥都有消腎氣的作用。

女性調經的問題很重要，荷爾蒙失調的結果，人可能從五十、六十、七十公斤一直增加到一百多公斤。

我曾經看過一個從美國回來的病患，她說美國婦產科醫師認為她的子宮年齡是六十歲，但她實際年齡才二十八歲，情況實在很糟。我看過最久的一例，十多年沒有月經，台中的洪〇英，十七歲開始就沒有月經，直到三十幾歲，荷爾蒙分泌失調身體會發胖。

消除腹脹，全身舒緩

那麼，經期不適的徵候中醫怎麼看？當生理週期來的時候，肚臍下面的腹腔，又叫做下腹腔，就形成充血現象，會影響到周邊器官。所以很多人生理週期來，肚子絞痛，有的會拉肚子，只要生理週期來就拉，有人生理週期來大便解不出來，有人生理週期來不會走路，因爲下腹腔會影響到鼠膝部淋巴組織，屢試不爽。

整個下腹腔充血就脹，脹了以後，就會往背部擠壓，一往背擠壓腰就痠痛，嚴重的話就像要斷裂似地，這就是生理作用的機轉。中醫的療法，就是用藥讓病患能夠正常分泌，消除腹脹現象，腰痠背痛的現象就會舒緩。

一般生理週期一來，抵抗力相對會減低，就容易感冒，就容易出現很多的狀況，像這樣的現象，張仲景先生就稱爲熱入血室，「血室」有人認爲是肝，有人認爲是子宮，其實它應該包括肝、子宮還有包括衝脈，因爲人體有奇經八脈，裡面有前面的任脈，後面正中央的督脈，有繫皮帶的帶脈，有陽維脈陰維脈，有陽蹻脈陰蹻脈，最後有一個衝脈，一共八脈，稱奇經八脈。因爲《內經》講衝爲血海，女生又以肝爲先天，所以肝經環繞陰器，熱入血室，因此在治療上就一定要從這樣的一個方向。

有人的病是宿疾，可能是二十年的老毛病，醫師就要追查，二十年前她發病的時候，有沒有碰到生理週期，當然病患未必會記得，不過也不一定。這樣一來的話，就回溯到二十年前，當生理週期來的時候，從熱入血室去治療，熱入血室唯一的處方就是小柴胡湯（見46頁），另外配合針灸，軋期門穴，它就是是肝經的募穴，要打人就要打他的期門穴，不管是用手肘或者用腳，擊中期門穴人馬上就軟下去；男生就踢他的陰囊，馬上就跪下去。

軋期門穴後，疏導肝虛，另以小柴胡湯加減，所以中醫看婦科，一定要問週期，週期準不準？痛不痛？出血量怎麼樣？顏色如何？有沒有血塊？天數幾天？全部都要問。

女性有生理週期的話，起碼已經到小五、小六，都已經懂事會記錄了，每一個小朋友來診，我就一定教，要她自己練習記錄，這樣就可以作比較，上個月與這個月比較，這個月與下個月比較。有些人眞的迷迷糊糊，像有個小女生想減肥，我先告訴她，要是繼續吃冰的話，月經就不會來了，她才想到月經眞的已經很久沒有來了，所以體重也增加了，她得一方面調月經，一方面減肥，因為週期不來就導致荷爾蒙失調，人就會胖。自己不從飲食調解，吃藥也沒有用。

很多人不懂這種熱入血室的道理，其實在《傷寒論》裡就有記載，《金匱要略》裡也有。熱入血室唯一選擇是用小柴胡湯，結果有醫師開膽龍瀉肝湯，愈吃愈糟糕，因為本來要虛則補實，實者洩之，結果竟然虛者也在洩之，當然就更虛了。

白帶

現代人愛吃冰的東西，冰冷的東西會造成濕，濕就會蓄積在人體裡，在陰道可能就有不正常的白帶分泌。一般白帶顏色不是只有白的，它其實黃、白、黑都有，你問她像什麼顏色，她說像醬油膏一樣；有的人說黃帶，甚至連內褲褲底都會有黃黃的顏色。白帶只是一個統稱，事實上嚴格講它應該稱叫帶下分泌。

白帶通常與飲食有絕對關係，有的女性吃大白菜、白蘿蔔，分泌就增加，吃冰冷分泌就增加。青赤紅白黑的帶下分泌，治療方向當然不一樣。黃帶就用一些健脾的藥，白帶用一些補氣的藥，黑帶會用一些活血化瘀的藥。西醫對這些症狀沒有任何處理方法，就只能用栓塞、燒灼，甚至用電療，於是容易導致惡化。

帶下是觀察健康與否的指標，但是月經來的時候很難觀察，因爲經血本來就是紅色，不過其他時候如果觀察到帶下是紅色的，有可能是經期間出血，中醫也稱爲紅帶，但是現在稱經期間出血，這類病例很多很多，可能與子宮收縮有關係。

愛喝冰冷的東西，造成月經週期障礙的機率就特別高。這是熱脹冷縮的道理，一吃冰冷的東西，體內就收縮，最好是不要碰。我碰過一個男生、一個女生，我說你覺得健康重要還是吃冰重要，他說兩樣一樣重要；那我就再問他一句話，你覺得生命重要還是吃冰重要，這次答案又不一樣了：我寧可死掉也要吃冰。一個男生、一個女生，這是我所看到的；另外我說最好不要吃冰，吃冰會引來很多問題，竟然當場嚎啕大哭我好可憐，竟然有這種人！父母管不了，那我只好把我看到一些病例告訴他：你自己決定，如果你寧可死掉，那我也不好講你去死了算了。

所以中醫非常強調有經痛的女性勿食冰冷，再怎樣無法克制，至少生理期間忍耐一下，平日應該養成喝茶或溫開水代替吃冰的習慣。此外，也應該注意保持情緒平和，如果情緒煩躁或經痛難忍，建議食用黑糖、甘草或巧克力，利用食物「甘能緩」的原理，減輕痙攣現象，並且鬆弛平滑肌。

陰道分泌物增加

正常人本來陰道就有分泌物保護，男女接觸時，也方便男性生殖器可以滑動，否則的話會乾澀。臨床上我看過不超過五例，女性陰道非常乾，乾到性交時非常痛苦，而且嚴重到會出血，臨床上叫做交接出血；交接出血不僅限於女性，有些男性也會出血。我就看過一例住在松山姓鍾，因為陰道乾，所以男女雙方都感覺到很痛苦。我也看過一位很年輕的吳太太，陰道幾乎完全沒有分泌物，他老公就明講，如果治不好的話，只好向外發展，結果還算不錯，我大概花了幾個月的時間，慢慢治，陰道恢復正常分泌。

正常的陰道分泌沒有什麼味道，然而一旦有病，就會有惡臭，而且分泌物會感染整個陰部周邊組織。所以有人整個陰部都會癢，更嚴重的話整個潰爛，當然如果是性病、ＡＩＤＳ的話，就更嚴重。

此外，過度疲勞也會使身體功能變差，導致陰道分泌物增加；不正常的性生活，也有可能會引發，尤其是男性不注重清潔衛生的話，不僅僅是女性陰部會癢，甚至會導致惡臭，或是罹患性病。

當然，有時候陰道會有一些細菌感染，像毛滴蟲這一類，分泌物多，就會有惡臭，整個子宮頸就糜爛。陰部搔癢只是一個輕微的症狀，到整個糜爛惡臭了，就很嚴重，甚至容易罹患子宮頸癌、陰道發炎等。熬夜晚睡、體力透支、情緒壓力，也是造成這種現象的一些因素，有人情緒不穩定，尤其女性比較想不開、鬱卒，都有可能造成這種情形。

2 懷孕

現代人因爲生活緊張，飲食習慣不好，環境變化，不孕的問題愈來愈嚴重，縱使懷孕了，流產的機率也很高。我曾經一個晚上就看了七個流產的，大部分在十二週內。懷孕十二週內要格外謹愼，不要輕舉妄動，有個高中老師懷孕後還跑去鹿港參加文化之旅，走了六小時的路，回來就來紅了，懷孕以後來紅，一百個大概有七十個會流掉；或者有腰痠到要脫節的感覺，這種的流產機率也高到七、八成。因爲腰爲腎之府也，腎爲先天，先決條件不好的話就會流掉；但是流掉未必不好，不健康的寶寶對父母、子女都是非常痛苦的事。

有對夫妻，結了婚，懷了孕，終身大事解決了，對老祖宗也有交代，就很快樂到北海度假，兩個人騎一部摩托車，摩托車的重心不像轎車那麼穩，這一路顚簸，回來後孩子就流掉了，所以當發現懷孕後就要格外小心，避免過度操勞，這樣才能保住。

保產安胎有妙方

男女性有關性荷爾蒙的分泌，包括會不會排卵、生理週期，都聽命於腦下垂體，所以除了用芎歸膠艾湯（見下頁）加桂枝龍骨牡蠣湯外，還要加桑寄生，桑寄生是非常好的安胎藥，杜仲、續斷對腰痠很好；地榆是薔薇科的植物，所有薔薇科植物都有收澀的作用，梨、蘋果、桃子、李子、杏仁、山楂、枇杷、薔薇花、玫瑰花都是，地榆通常炒黑，有很好的止血效果。有個女律師，懷老二時異常性出血，一吃就保住。另外有個女公關經理，懷老大已經三十三歲，再懷老二時已經三十九歲，我告訴她太過勞累會流產，要她充分休息，結果她照常忙碌，真的被我這烏鴉嘴料得蠻準的，搖搖欲墜，人住在醫院，打電話求救，我就用那兩個方加減，總算保住。

很多醫師喜歡用保產無憂湯，保證生產，不用憂慮，共有十三味藥，民間稱這個方子叫十三味，幾乎大家都知道就是安胎飲或十三太保。教太子武功的就叫太子太保，教太子讀書的叫太子太傅，因爲你肚子裡的孩子也許是個太子，要保護這個孩子的就叫太保。我個人也常用這個處方，如果懷孕胎位不正，吃了十三太保，三天後胎位就恢復正常，很神奇的，孕婦自己都會感覺到胎兒在子宮裡翻跟斗，屢試不爽。

對症有方

芎歸膠艾湯

我的學生說安胎的處方好像變成我的專用處方了，我都用芎歸膠艾湯。在四物湯裡加上阿膠、艾葉、甘草，叫芎歸膠艾湯。阿膠是動物的皮熬的，含有豐富的膠質，可以增加骨髓的造血，又能達到止血的效果；艾葉是菊科植物，可以走十二經，有溫經的作用；再加桂枝龍骨牡蠣湯，也就是桂枝湯五味藥再加龍骨牡蠣，龍骨牡蠣一方面有鎮靜的作用，另一方面有收澀作用，龍骨是動物的化石，龍骨牡蠣最主要的成分就是磷鈣，可以平衡電解質。

有個醫學院的曾醫師，他太太也是護理系的，她吃下去後有感覺胎兒在翻跟斗，但是因爲胎兒太大了，四千多公克，翻不過來，西醫婦產科醫師教產婦做瑜伽、倒立，肚子挺得那麼大如何做倒立？開刀有本事，可是連胎位不正都沒轍，我們用保產無憂湯就可以解決。

妊娠中毒

好不容易懷孕兩百八十天，這個過程眞是非常辛苦，有的人妊娠中毒，血壓節節上升，沒有懷孕前血壓很正常，一二〇、八〇，一懷孕，一四〇、一六〇、一八〇、二二〇，血壓一升高，頭會痛，頸椎會僵硬，整個人非常不舒服；再繼續演變就叫子癇，會抽搐、痙攣，這個涉及母體本身對蛋白的吸收，代謝有不正常的現象。血壓的上升，用天麻鉤藤飲、鉤藤散、吳茱萸湯，都會下降到某個程度。有個台灣中小企銀的職員，懷孕時血壓就上升到二二〇，頭痛，頸椎僵硬，手腳麻木，我用吳茱萸湯加減，加鉤藤、天麻、桑寄生，從二二〇降到一六〇就不動了，症狀還算穩定。但是她照過X光，有報告說這種情況可能將來胎兒的頭會比較小，如果生出一個低能兒，不但是家庭的痛苦，也會增加社會的成本，只好做妊娠中絕，就是人工流產。胎兒拿掉後血壓就恢復正常。

諸如此類，臨床上案例很多，譬如到分娩階段最常會出現頻尿的現象，因爲胎兒會壓迫到膀胱括約肌，膀胱閉肌就會出現頻尿現象；有的會出現水腫，一般的妊娠水腫如果不會影響生活起居，也沒有太大關係。

民間有一種傳說，女人怕戴帽，男人怕穿鞋，就是女人怕頭水腫，男人怕腳水腫。因爲女性是陰，肚臍以下也是陰，爲了傳宗接代水腫比較沒有關係；男性是陽，肚臍下半是陰，所以男性腳水腫，事態就比較嚴重。不管是頻尿或妊娠水腫，甚至尿蛋白的現象，我們就用腎氣丸（見下頁）。

所謂腎氣丸就是要補充腎氣，因爲我們的腎是先天，涉及到免疫功能的病變，都可

對症有方

腎氣丸

又叫桂附八味，就是六味地黃加附子和桂枝，原處方是桂枝，到後代就用肉桂取代桂枝，所以目前看到的腎氣丸是加肉桂、附子，可以燃燒來減少排尿。腎氣丸的適用範圍非常廣泛，可以治糖尿病的血糖偏高，尤其是老年型糖尿病，如果是腎病症候群的話，它都可以治。

以用腎氣丸處理，所以，頻尿可以用腎氣丸，水腫也可以，但是會合當歸芍藥散，當歸芍藥散裡面有利水的藥，茯苓、澤瀉、白朮。茯苓先往上再往下發展，和靈芝、香菇、木耳都是菌類，有增加氣化的功能；白朮是菊科植物，可以把體腔的水份吸收；澤瀉可以作用在腎臟，保持腎臟水份的通透。另外有四物中的當歸、川芎、白芍，就是沒有地黃；把地黃去掉，加入一些利水的藥，所以對妊娠水腫有相當好的作用。

子宮內膜異位

經，產，胎，崩，都是婦科常見的疾病，有人沒結婚異常出血，很多婦產科醫師就拿避孕藥給她吃，子宮還在發育階段就吃避孕藥，等到成年結婚了，這個應該也是造成不孕症的一個原因，出血太多就吃避孕藥，月經進行中，子宮本來是擴張的，吃了避孕藥就形成纖維化，肌瘤的產生可能也是如此。

關於子宮內膜異位，西醫到現在還是不清楚發生的原因，可是我們老祖宗在兩千年前已經很清楚的告訴我們，在婦科學中有兩個名詞，一個叫腸覃，一個叫石瘕，《內經》裡有敘述，形成腸覃、石瘕的原因，與「風寒暑濕，飲食生冷」等外因，以及「喜怒憂思悲恐驚」七情內因有關。換句話說，雖然好發對象不一，無法統計，但是絕對與女性因體燥、好吃冰冷食物，造成子宮肌充血、抑制分泌有關，所以可以預防，方法例如天氣冷就多穿衣服、飲食不吃生冷等。

目前治療子宮內膜異位，仍以活血化瘀的藥物爲主，如桂枝茯苓丸、當歸芍藥散都可以。桂枝茯苓丸用來治療肌瘤、子宮內膜異位以及所有的婦科腫瘤，是非常平和的處方，沒有霸道的藥在裡面：桂枝有強心、擴張血管的作用；茯苓有利水的作用；桃仁、杏仁都是薔薇科植物，桃仁作用在大腸；芍藥和牡丹有活血化瘀的作用。

懷孕導致的靜脈曲張

懷孕末期，因爲胎兒愈來愈大，上半身的重量壓迫到下半身，會發現下肢出現靜脈曲張的現象。如果不理，整個靜脈血管會愈來愈粗，甚至像蚯蚓一樣，不能露出玉腿，是很遺憾的事。在懷孕階段要治療下肢的靜脈曲張，有些藥物忌諱，所以在懷孕階段，傾向於暫不處理靜脈曲張的問題，等到生完寶寶後立刻處理，效果非常快速，很快就能改善。

一般用當歸四逆湯（見166頁），加懷牛膝、丹參、薏仁這些活血化瘀的方法。有個學員問起有一種症狀叫肌衄，從鼻子出血叫鼻衄，牙齦出血叫齒衄，下肢的毛細孔滲透出的血液稱肌衄，結果他吃了兩帖，整個顏色都改變，所以當歸四逆湯的效果非常好。不過如果是已經二十幾年的靜脈曲張，要讓它整個消失當然是不太可能。當你整個上半身的重量壓迫到下半身時，就會使靜脈曲張扭曲得更厲害，疼痛的感覺會更明顯。因爲它能促進末梢血管的循環，所以冬天手腳冰冷，還是用當歸四逆湯。

現在的西醫當小兒感冒時，還是常用阿斯匹靈，小兒阿斯匹靈治療感冒是有不錯的效果，但是它往往會引起肢端末梢血液循環障礙的症狀，甚至會影響到心臟血管。法國有個醫師叫雷諾氏，他首先發現吃阿斯匹靈會使末梢血液供應發生障礙，就以他的名字命名這種現象叫雷諾氏症候群，會出現在下肢，而且常是對稱性的發作。西醫弄不好，比較嚴重的話就得把腳砍掉，如果不砍掉，潰爛會引起感染，細菌病毒會跑到血液裡，變成菌血症。

害喜孕吐

從懷孕開始，很多人會嘔吐，嘔吐到沒辦法吃東西，只有躺在醫院裡靠打點滴過日子。我遇到幾個病例，從懷孕開始吐到生完寶寶，沒辦法上班。有個賈太太，懷孕後就在醫院打點滴打了一個月，有一天晚上，她索性把點滴拔掉，叫了車子來找我。我就用生薑、半夏，不論是懷孕或任何情況的嘔吐，只要生薑、半夏就能治療嘔吐。

半夏爲何叫半夏？因爲二十四個節氣裡有立夏和夏至兩個節氣，立夏在五月份，夏至在六月二十一日，半夏要在立夏與夏至中間採收，這個時候它所含的有效成分是最高的，尚未立夏或已過夏至採收，裡面的生物鹼會消失掉一大半。老祖宗沒有顯微鏡，可能是用嘴巴嘗，因爲半夏與芋頭都屬於天南星科植物，天南星科裡的生物鹼都有毒性，如果不加工或不加熱，直接放嘴巴吃，一定會中毒。半夏這類的藥，有可能是能作用到大腦裡的延髓的嘔吐中樞，麻醉它，讓它不要產生嘔吐的反應，嘔吐的現象就改善了；另外是生薑，如果胃口不好，吃東西會反胃，用生薑熬湯，喝下去後，胃口就大開，所以薑半爲嘔吐聖藥。

你一定會想，都已經嘔吐成這樣，怎麼把薑半吃下去？用一調羹的量含在嘴裡，直到沒有嘔吐的感覺，它就發生作用了。這兩味加起來就是一個處方，叫小半夏湯；再加茯苓，就叫小半夏加茯苓湯。如果用煎劑的話，半夏至少要五錢，生薑一兩，茯苓五錢，煮一煮，一口一口的喝，很快就會改善；或者用二陳湯（見63頁），就是兩味藥放的時間久一點，它的刺激性就比較溫和，半夏最好放久一點，裡面的生物鹼會消失。陳皮是曬乾的橘皮，擺個一兩年就叫陳皮，橘皮的精油會讓眼睛麻麻辣辣的，所以剛曬乾的橘皮藥性比較燥烈，等放個一兩年後，精油揮發，藥性就比較純。因爲這兩味藥都要久放，所以叫二陳湯，事實上它還有另外兩味藥，茯苓和甘草。

懷孕的嘔吐可以用二陳湯，二陳湯再加枳實、竹茹（見67頁），就叫溫膽湯。很多人睡不著，醫師就會開溫膽湯，並不是方子溫暖可以溫膽，而是指陳皮、半夏、茯苓、甘草、枳實、竹茹這六味藥都非常溫和，不溫不燥，專門化痰。

原本生薑和半夏這兩味藥就可以治療嘔吐，小柴胡湯（見46頁）的適應症裡就有心煩喜嘔，早上刷牙想吐就用小柴胡湯，二陳湯加人參、白朮，叫六君子湯，懷孕時因爲身體比較虛弱，就加人參補氣，白朮健脾同時安胎。這樣一來，六君子湯再加香附、砂仁或木香就叫香砂六君子湯。還是半夏，你可以自己加生薑，小半夏湯就是生薑半夏，小半夏加茯苓湯，就是生薑半夏加茯苓，然後變成陳皮半夏茯苓甘草的二陳湯，再加枳實、竹茹的溫膽湯、小柴胡湯、六君子湯、香砂六君子湯，全部都可以治療妊娠嘔吐。通常是小柴胡湯與香砂六君子湯合起來用，因爲砂仁是止嘔的藥又是非常好的健脾藥，一吃就改善了。

有的是胎兒一大起來後，母體的咽喉就像要窒息一樣，像這種就要想辦法鬆弛。有的人懷孕到中期會肚子痛，妊娠嘔吐叫惡阻，妊娠腹痛叫胞阻，當歸芍藥散治療妊娠腹痛滿合拍的，因爲芍藥、甘草這兩味藥就是專門鬆弛平滑肌的，痙攣就會出現腹痛的現象，有了芍藥甘草的鬆弛就好了，所以芍藥甘草湯也可以，小建中湯也可以，當然臨床上還有一些治療妊娠腹痛的藥方，其實小建中湯裡就有芍藥、甘草，因爲小建中湯是桂枝湯（見43頁）變出來的處方。小建中湯多了一味麥芽糖，麥芽糖甜甜的，甜的東西都有鬆弛作用。

小兒病症先天與後天並進

另外，若孕婦在懷孕時期攝取食物有所偏頗，生下來的嬰兒就可能比別人差一點，因此最好從懷胎期間就要注意。傳統兒科學裡面就提到，像六味地黃丸中的地黃補腎，山茱萸補肝，山藥補脾，這是宋朝小兒科專家錢乙先生根據仲景先生的腎氣丸，去掉桂附而成。去掉桂附的用意在於小兒爲純陽之體，民間說法就是「小孩屁股三把火」，不需要補陽。用六味地黃丸改變小孩的體質，使其脫胎換骨，亦即從先天治療。

我有幾個醫院宣佈放棄的小兒科病例，後來都慢慢會走路、會講話了。另外，竹東有一位劉○盈，小時候父母一個星期七天可能要跑八次醫院，大概個把月前急性黃疸非常嚴重，發燒整整三天，一口食物都沒有吃，連水也不喝，就這樣子已經到昏迷癡呆的現象，我還是把她救過來了，她的命我已經救了好幾次，就這樣子，原本不會講話不會走路，現在呢？已經沒有問題，而且很厲害，可以爬到桌子上爬上爬下，不過都是跌跌撞撞的就是。她雖然不會講話，但是什麼事情都懂，這個是醫院宣佈放棄的。

中醫在兒科裡有幾個病名，有叫做五遲的症狀，基本上這是先天稟賦，先天的遺傳基因，老祖宗老早就觀察到了，很多都是和遺傳有關係，在西醫沒有辦法醫治的，中醫就用先天後天的方式調理，剛剛六味地黃就是先天，後天就是五味異功散、四君子湯、六君子湯、七味白朮散。換句話說，補脾胃就是後天，補腎就是先天。我用許多先天後天的方法，治療效果都相當好。

3 減重

肥胖第一個考慮就是遺傳問題。像我岳父就曾經胖過一百二十公斤以上，岳母也胖到一百多公斤，所以兒子、女兒不胖也不容易。

第二個當然與飲食有關，不管好吃不好吃，都裝一肚子，當然就腦滿腸肥。

第三是運動的問題，有些人吃了就睡，睡了又吃，根本就不動。

第四，可能是吃錯藥物，最常見就是吃女性荷爾蒙，很多人因爲週期不調就吃女性荷爾蒙，吃了以後體積愈來愈胖；避孕藥也是，有的人很早月經就不來，我看過十四歲就沒有月經，還有十八、十九、二十歲一停就停了十幾年，其中有一個停了十三年，從十七歲就開始沒有月經，打荷爾蒙也沒有用，不來還是不來，最後體重變成一百多公斤。這種時候，基本上還是用調經的方式，以桂枝茯苓丸、當歸芍藥散、加味逍遙散（見213頁）等等處方治療。

運動的問題就要自己解決了。影后楊惠珊演了一部電影，胖了二十幾公斤，後來就以飲食配合運動，每天燃燒脂肪來減肥。最近思果先生也提出，每天做四種動作，他以前都做瑜伽、散步、慢跑、伏地挺身，八十幾歲每天還可以做八百多次的伏地挺身，這是要靠恆心、毅力的，沒有恆心、毅力，成功機率就比較小。

飲食方面就不能貪口腹之慾，一定要克制。我對飲食的堅持是最能夠做到的，說不吃就絕對不吃。有李姓二姊妹，都很胖，服藥時間前後不到半年，總共體重就減了十七公斤，比較早期的減脂，我用決明子、山楂、陳皮、甘草。後來陸陸續續就有人發表，包括高雄市立中醫醫院。現在我用二陳湯（見63頁）加味。

肥人多痰

老祖宗有一個觀念說肥人多痰，胖的人痰比較多，瘦人多火，反而不怕冷，所以治療肥人的話，常常可以用一些化痰的藥。所有方劑裡，化痰效果最好的就是二陳湯；第二個就是佛手散，二味藥當歸、川芎，當歸、川芎事實上就是四物的二分之一。當歸、川芎有帶動循環的作用，痰化了要透過血液循環代謝出來，水份占人體的總量大概百分之七十到八十，所以我們會用一些瀝水的藥如車前子、冬瓜子、白茅根等，因爲肥人多痰，還會加一些化痰的藥，冬瓜子、白芥子可以化痰。

車前子和蒟蒻有點類似，但不同科，這兩種藥材很奇怪，只要遇水就整個膨脹。人所以會胖，常常是因爲沒辦法控制食慾，碰到什麼就想吃，隨時隨地想吃，如果用蒟蒻、車前子，喝水一膨脹後，會有飽飽脹脹的感覺，就不會想吃東西了；不會想吃東西，就不會攝取很多熱量。所以加車前子、蒟蒻粉，兩者一起膨脹起來，讓人有飽足感，就可能減肥，任何體質都適用。

每個人的思考方向不一樣，我現在已經不用第一個方，因爲它用在消血脂比較好，而減肥是要把囤積在體內的脂肪消掉，局限在局部，二陳湯卻作用在全身，佛手散也作用在全身，所以需要一直研究開發。

我不喜歡看病的原因就是因爲看病都是自己累死掉。當然很多疑難雜症，讓我有成就感，可是我覺得更應該去開發：製造方劑、創造方劑。比如說我最後一個處方，就算沒效，當歸、川芎可以帶動血液循環，即使你的體重沒有減下來，對人體的生理功能還是有幫助。二陳湯也是一樣，人體常常吃到很多不該吃的東西，囤積在呼吸管道就叫痰，二陳湯把痰清掉，呼吸順暢，心肺功能就好，含氧量充沛，精神體力就好，就算沒有效，對人體也有幫助。

減肥茶怎麼用？

茶本身最主要就是生物鹼，生物鹼有消除脂肪的作用，有的人體質不合適，喝茶就不能睡覺；有的人是極端敏感，只要喝到茶就慘。咖啡也是一樣，除了生物鹼以外，還含有咖啡因。生物鹼可以消脂，可是胃不好的人，就要避免喝生茶，一般腸胃不好的人，最好喝經過發酵的比如烏龍茶等熟茶。有很多消脂茶包裡面甚至還有加番瀉葉，光這一味藥就會讓人拉肚子。坊間很多藥喜歡透過瀉的方法將體內囤積的脂肪帶出來，這樣一來，大柴胡湯、防風通聖散全部都有減肥作用。大柴胡湯、防風通聖散裡面都有大黃，透過用瀉下的方式，把囤積在體內的脂肪帶出來。

常見減肥茶裡的決明子，本身就是緩瀉劑，如果有便秘，決明子就不要炒，如果有大便不成形的症狀，決明子最好炒過。決明子本身是豆科植物，炒過後有芳香的味道，所以人稱台灣咖啡豆。減肥茶有人不能接受，就是因爲採用瀉劑，瀉得很嚴重的話，常常肚子會絞痛。大黃常常會產生腹部絞痛的反應，因此通常要用酒精萃取過，引發瀉下及絞痛的機會就比較少。

4 美白不能亂來

在華陰街有一位留德的李醫師，幫人家做雷射，一做整個皮全爛掉，花一千萬賠償金，也不能回復原來面貌。果酸剛擦的時候有漂白作用，可是回頭再曬太陽的紫外線，就比原來更黑。我的美白方就沒有這種副作用。

妙不可言方

我的美白方裡有藁本、白芷，這兩味藥同科，都是屬於繖形科植物；第三味是天門冬（簡稱天冬），天門冬屬於百合科。其中有漂白作用的就是天門冬。所有植物中，漂白效果最好的就屬天門冬。藁本、白芷因爲有揮發精油，會把沈澱在皮下的東西，透過揮發作用從毛細孔代謝出來。藁本、白芷揮發，天門冬是漂白作用，所以面皰、痘痘透過揮發作用代謝，效果很快。有人加珍珠粉，因爲很貴，我就加石決明，石決明又叫九孔，九孔外殼就是石決明；也有人用珍珠母，就是珍珠挖出來後的殼，成分和珍珠一樣都有磷鈣，磷鈣對肌膚有潤滑、滋潤作用，擦了以後皮膚會變得細嫩，這是我花了將近二十年開發出來的。

早期我太太喜歡出去玩，從埃及回來就出現很多黑斑。剛開始我用白芷一味藥，後來又加了藁本，敷一敷幾天以後，黑斑就消失了；加了天冬效果更好，最後連胎記都消失了。我看過一個小男生，半邊臉胎記，顏色比深綠淡一點的，我叫他敷一敷顏色就更淡了；還有一個是護理人員，手臂胎記敷一敷也就變淡。我的方不會密而不宣，因爲講究簡便廉效，就要大大宣傳。

後來我又發現一味藥，很具漂白效果，就是天冬。開發美白方，是有一個人給我的靈感，那人就是麥可・傑克森，因爲他是黑人，竟然可變成白人，主要他透過吃藥，改變血液色素，不過將來會引發怎麼樣一個變化，我們實在不知道。

另外，有人講肉毒桿菌可以治療眼皮跳，以及美容方面很多抽搐痙攣的症狀，但將來你會併發什麼疾病？誰也不敢預料！因爲肉毒桿菌在腸胃系統的話，會拉肚子，所以我總感覺到內服不好；而美容外用藥就算沒效，也不會有副作用，如果敷了有過敏反應，洗掉就好了。

妙不可言方

組成有藁本、白芷、天門冬、石決明。藁本、白芷揮發，天門冬漂白；另加一味石決明，它含有磷鈣，對皮膚有潤滑、滋潤作用。這個方效果神奇。

對症有方

很多事情都是這樣子，這三味藥反應效果很好，林口長庚兩千多個護理人員中，最保守估計有一千五百個護理人員用過這個方，銷路好，最主要就是因為有效；沒有效的話，貼錢給人家，人家也不會用。我最早命名為美容方，因為效果神奇，所以他們改叫做妙不可言方，因為功效實在妙不可言，連胎記都也會變淡了。

皮膚問題從肝下手

因為肝主五色，心主五嗅，脾主五味，肺主五聲，腎主五液，所以有很多皮膚顏色的變化，必須從肝調節。像初生嬰兒長血管瘤，我用加味逍遙散（見213頁）治療以後，竟然血管瘤全部不見了。有一個胡姓小男生，吃了後血管瘤全消了。還有一位二年級的小男生，右上嘴唇底下有一個血管瘤，吃了以後也不見了。也就是說，肝主五色，若是顯在外，吃了以後顏色就淡，比如說你是膚色深，我就想辦法改變你的黑色素。天冬是最好的，有機會的話你可以實驗，用一塊布，沾點墨水，天冬放在上面，用水沖一沖，顏色很快就淡化了。如果是白色素出問題，比如白斑症的人，我就用紫草、茜草、旱連草這一類顏色比較深的藥材加以改變。

我覺得開診所比較單純，加上我喜歡研究藥材，鬱金、白礬可以治療精神分裂症，可是因爲白礬很難吃，我就一直在找替代白礬的藥，結果讓我找到香附。很多文獻醫案上都沒有記載的藥材處方，我也一直在尋求，如苓桂朮甘湯（見81頁）治療眼壓高等，一方面從藥的作用、一方面從方的作用做思考。

5 更年期

由於資訊傳播發達，許多面臨更年期的人，都漸漸瞭解所謂的「更年期症候群」，已明白自己所需面對的轉變和困擾。事實上可以這樣講，更年期是現代醫學推波助瀾下的產物。

更年期不是新名詞，早在兩千多年前，我們的老祖宗就發現了這個問題，《黃帝內經》闡明男女在不同階段的生理變化：「女子七歲腎氣盛，齒更髮長；二七（十四歲，以下類推）而天癸至（性腺分泌）、任脈通，太衝脈盛，月事以時下，故有子；三七腎氣平均，故眞牙（智齒）生而長極；四七筋骨堅，髮長極，身體盛壯；五七陽明脈衰，面始焦（開始有皺紋），髮始墮；六七三陽脈衰於上，面皆焦，髮始白；七七任脈虛，太衝脈衰少，天癸竭（更年期），地道不通，故形壞而無子。

「丈夫八歲腎氣實，髮長齒更；二八腎氣盛，天癸至，精氣溢瀉，陰陽和，故能有子；三八腎氣平均，筋骨勁強，故眞牙生而長極；四八肌骨隆盛，肌肉滿壯；五八腎氣衰，髮墮齒槁；六八陽氣衰竭於上，面焦，髮鬢斑白；七八肝氣衰，筋不能動，天癸竭，精少腎藏衰，形體皆極；八八則齒髮去。」

由此可知，女子以七爲週期，男子以八爲週期。女性有更年期，男性也有，只是男性通常將情緒發於外，所以較不明顯。婦女停經的年齡各不相同，早者三十九歲即至，晚者甚至到五十六歲左右。婦女停經後會出現各種情緒及生理方面的問題：容易失眠、多夢，容易煩躁、有恐懼無奈的反應；生理上則出現一陣陣莫名的烘熱感（多發生在下午三點之後）、盜汗、臉色潮紅，然後心悸、心慌，有時也會伴隨倦怠、無力感等。有些人甚至會有腸胃紊亂、便秘腹瀉的情形。

當更年期症狀干擾到生活和工作時，因爲情況影響微妙，最好還是請教醫師，不要自行服藥調適。就中醫而言，逍遙散、加味逍遙散（見213頁）以及柴胡系列（見46頁）的方子都有所助益。如果常常有「想哭」的情緒感，可以服用甘麥大棗湯、百合地黃湯、溫膽湯、桂枝龍骨牡蠣湯；會感到心悸者，可以用養心湯、炙甘草湯（見48、165頁）調理；另外，柏子仁、遠志、龍眼乾等都有安神作用，對情緒反應比較激烈的婦女相當有效。

女性因爲不排卵，進而衍生潮熱、心悸、臉色潮紅、情緒不穩定、睡眠障礙等，但是，以中醫觀點來看，女性保健不是只有更年期的問題，而是長期整體的養護過程。所以女性，不分年紀，不吃冰冷是最基本的保健之道。心悸、皮膚粗糙就用炙甘草湯；情緒不穩定、焦慮、憂愁、恐慌，就用加味逍遙散、甘麥大棗湯；平常多吃百合，因爲百合安神，熬稀飯或炒蝦仁都很好吃；寒性體質的女性，吃龍眼乾也好，也是安神；柏子仁也是不錯的藥材，可以燉湯，包在布袋裡熬煮，湯清味美。

第6篇

其他雜症

1 不出汗、盜汗

出汗本來是很幸福的事，我曾經看過完全不會出汗的人，早期看過姓蕭的東北人，六十二歲，夏天都可以穿衛生衣、衛生褲，後來我又看了好幾例，有一例是復健醫院裡的護士張小姐，她老爹是下半身怕冷，夏天還要穿一件衛生衣和一件棉毛褲。後來又看了士林來的雲姓國中老師，三十五歲，國慶前後就已經穿了十件衣服，外加一件大夾克，一進到我的診間，第一個動作就要求我把冷氣關掉，不然他等會兒喉嚨會痛。我在林口長庚又看了一個從嘉義來的鄭姓先生，攝氏三十五、六度的夏天，可以穿最少四件衣服，包括衛生衣、外衣最後外加一件夾克，就是不會出汗。不會出汗是很痛苦的。

有一兩種動物，本身沒有汗腺，小狗每到夏天，隨時把嘴張開舌頭吐出來，就是在散熱，因爲牠沒有毛細孔。還有一種動物毛細孔長在腳底下，就是羊，羊身上沒有毛細孔，所以一下雨牠就要躲，因爲一下雨地就泥濘，腳底毛細孔散熱的地方受到阻塞，不能正常散熱，就要生病。所以羊一碰到下雨就躲得快，養羊的地方也都架空，不要讓羊群踩到爛泥巴。

其實不出汗就是不正常，不出汗就要生病。但出得太厲害的話，汗多我們叫亡陽，也就是休克，因爲會脫水，「亡陽」就是亡心臟之陽，嚴重脫水就會休克，因而導致心臟衰竭，大腦缺氧。有些人只有頭部出汗，有些人只有手會出汗，有些人則只有腳出汗，有些人全身都出汗。

每個汗症患者都很苦，西醫沒有辦法，就只能把交感神經結切除，因爲出汗就是交感神經亢奮的結果，而副交感神經又失去制衡作用，才會出汗出得很厲害，如果副交感神經能夠制衡交感神經，就不會出汗。

事實上，人每分每秒都在出汗，不過是正常的汗，所以觸摸皮膚是乾爽的，一旦生病，汗是黏搭搭的，叫做病汗或冷汗，一般大的分法通常都分自汗與盜汗。白天醒了有感覺就出汗出得很厲害，叫做自汗，又分兩個系統，一是本身的抗病功能比較差，一是本身的腸胃系統功能有問題。腸胃系統當然從腸胃系統調整，例如便秘的人就通便，通便以後就不會冒汗冒得太厲害。若是本身抗病功能差，就用玉屏風散（見下頁）加減來調理。

對症有方

玉屏風散

組成爲黃耆、防風、白朮三味藥，主治「自汗不止、氣虛表弱、易感風寒」。黃耆補氣固表，白朮健脾燥濕，防風祛風。這個方對體質虛弱之大人、小孩都適用，尤其小孩抵抗力弱，容易感冒，或服用西藥後出現食慾不振、胃口不佳、盜汗、排便硬或像羊便般粒狀等，最爲合宜；如果營養吸收出現障礙，抵抗力減弱，也可以服用玉屏風散加小建中湯調理。

盜汗是睡著了自己沒有感覺在出汗。淡水有位王○憫小朋友，晚上父母用鬧鐘每兩個鐘頭起來，輪班幫小○憫換衣服，因爲他全部都濕透了。早期我看過一個病例，一個晚上要起來六次從裡到外把衣服換掉，差不多一個多鐘頭就要起身，這些我都能治好。

治療時也有分別，比如說本身較亢進的，就用一些比較安神安定交感神經的藥，讓你不要那麼亢奮，用柏子仁、酸棗仁還有一些收斂劑，之所以會出汗，就是因爲交感神經興奮，那就收斂不要那麼亢奮；火氣大的就用一些滋陰降火的藥。我們還用一些介殼類的東西，介殼類含有磷、鈣的成分，龍骨、牡蠣、龍齒、石決明（九孔）等都是。

人快死的時候，汗就像黃豆粒一樣，冒在

額頭上，叫做「絕汗」，有些人發抖還會出汗叫做「戰汗」，所以出汗分很多種類。

西醫不管這些，總認爲是交感神經的問題，處理得好嗎？處理不好繼續冒汗，又該怎麼辦？

2 肩頸痠疼、背痛

肩膀痠疼、脖子僵硬，傳統醫學稱爲「項強」，病因其實包括內感、外感兩種。外感病因中最常見的是由感冒引起，導致局部肌肉痙攣、拘急、緊張，於是痠痛。職業也是一項重要病因，打字員、長期使用電腦的人、計程車司機等，不只必須常常保持一定動作，又需要全神貫注的職業，最容易有肩頸痠疼的症狀。

另外，如果工作過度、睡眠不足、壓力過大，造成精神和肌肉、神經都處在緊張狀態下，也很快就會產生不適。

最簡單的緩解之道，就是找機會運動筋骨。擺頭動作是最簡單的，緩慢地前後左右擺動，就可達到鬆弛肌肉、消除神經緊張的效果。當然，指壓、按摩、針灸也有幫助，尤其按摩位於「膝下一寸，外廉陷中」屬於少陽膽經的陽陵泉穴，或多作甩手動作，也有功效。

肩頸之外，如果腰痛，運動當然有幫助，多做一些腰部腹部的肌肉強化運動，增加身體支撐、運動的能力，也不要忘記多做伸展，因為腰腹肌肉最不容易運動到，平常也最容易緊繃，伸展可以放鬆肌肉，也可以緩解疼痛。飲食方面絕對不要吃冰冷的東西，再來就可以藉助藥物幫助，效果很快。因為腰走督脈與膀胱經，因此走督脈膀胱經的藥，如左歸丸、右歸丸、龜鹿二仙、葛根湯（見127頁）、小續命湯等都有效。

背痛也是一樣，工作壓力大、長時間姿勢不良，就可能會有背痛困擾；其次就是感冒，這是因為足太陽膀胱經由腳小趾末端的至陰而上，到膝蓋正對側的委中穴，而後經過腰、背、肩、頸到頭部中央的百會穴，再到兩眼內眼角的睛明穴，如果感染風寒，就會導致肌肉及神經血管收縮，肌肉緊繃、痙攣、肩背痠痛等。

感冒引起的背痛就要從祛風散寒著手，用生薑來治，主方可以選擇桂枝湯（見43頁）或葛根湯。也可以配合針灸或按摩，刺激頸椎處風府、風池兩穴，或者以三稜針在委中穴處放血，以活絡經脈，鬆弛肌肉；也可以沿著脊椎兩側指壓或按摩，幫助放鬆，在睛明穴點眼藥水也有效用。

桂枝湯是傳統醫學中仲景群方之冠，是解肌發汗、調和營衛的第一方，應用也最廣。被後人尊稱「醫聖」的後漢名醫張機的經典名著《傷寒論》中，有一百十三劑藥方，其中桂枝湯居各方劑第一，經現代臨床研究，藥效果然名不虛傳。

如果是因爲工作、姿勢引起的背痛，當然就是要改善姿勢，柔軟伸展運動也是少不了的。背痛太嚴重，有可能是長骨刺，多半就要開刀，所以一有背痛症狀，最好盡早診療。

如果各種治療方法都不見效，經各種檢驗也沒有明顯症狀，可能就是心、肺的毛病反射到背部。《金匱要略》就指出：「胸痹之病，喘息咳唾，胸背痛，短氣，寸口脈沈而遲，關上小緊數，栝蔞薤白白酒湯主之；胸痹不得臥，心痛徹背者，栝蔞薤白半夏湯主之；心痛徹背，背痛徹心，烏頭亦石脂圓主之。」治療方式都不一樣。

其實，我要強調的是，除了醫藥治療之外，防治背痛一定要做和緩的伸展運動，飲食也要清淡，千萬不要忽略這些生活常規。

3 下肢靜脈曲張

有些人的工作得從早站到晚，長時間全身的重量由下肢承擔，如果靜脈血管比較脆弱，受到壓迫後，就會造成出血或曲張，慢慢在皮膚表面凸顯出血管，甚至青筋暴露；懷孕婦女也會因爲胎兒壓迫出現這種症狀。

男性如果下肢靜脈曲張，除了青筋暴露不雅觀之外，還有導致泌尿系統疾病的危險，如疝氣，有些人甚至會出現下肢毛細血管破裂的現象，呈現出紅點狀，中醫稱爲「肌衄」。

預防之道首先是在工作中要有適當休息，以減輕下肢壓力，穿彈性襪也多少有所助益。治療上中醫以當歸四逆湯（見166頁）爲主方。

4 開刀後的療護

其實，開刀以後，事後的修護、護理找中醫比較理想，因爲組織已經有了問題。事實上，西醫除了化療、放療外，沒什麼方法，中醫就可以設法用一些藥物來幫助它。

拿肺癌來講，中醫就用一些養護肺的藥物，像貝母、沙參、紫菀等藥物，一定有修護作用；胃癌的話，科學中藥「樂適舒」裡面除了有薏仁，還有菱角、紫藤榴、櫻桃皮，櫻桃本身屬於薔薇科植物，薔薇科植物本身有收澀、收斂的作用；枇杷也是薔薇科植物，枇杷葉本身就是養胃的，所有薔薇科植物都有這種功能。

梅子，每年都有很多人拿來醃製，用紫蘇，還有其他很多做法，結果我們把梅銷到日本，日本人釀成梅酒，回銷到我們這邊來；我們生產很多蘿蔔，到日本經過加工後，變成顏色黃黃的、脆脆的醃漬物，不會太鹹，口感很好，天然色素也是染到恰到好處，而我們自己則做不來。

梔子，就是一種天然染料，在市場可以買到一種黃豆腐，就是用梔子做染料，這樣染出來有特殊的風味。當年菸酒公賣局出產的五加皮酒裡，就有梔子的成分，喝完時，杯底也好，瓶底也好，就有黃色的沈澱，於是有不明事理的政治人物，說菸酒公賣局在五加皮酒裡加色料，菸酒公賣局認爲既然說我們增加色料，不增加色料反而成本較便宜，所以現在五加皮酒沒有梔子的黃色沈澱物出現，風味也就不一樣了。酒本身是大熱的飲料，梔子是大寒的，會中和酒的大熱，所以喝起來的風味就不一樣。梔子本身是很好的消炎藥與解熱劑，有退燒作用，又能利尿，所以加味逍遙散（見213頁）裡，用了兩味藥一味叫牡丹皮，一味就是梔子，就因爲加了這兩味藥，所以稱加味逍遙散，或稱它丹梔逍遙散。逍遙散本身因爲有當歸、白朮等比較溫性的藥，有了牡丹皮和梔子兩味寒藥中和後，對某些體質不太適應熱藥與寒藥的人就適合用。

胃如果有發炎、有灼熱感，就一定會用比較涼性的藥，四逆散裡有芍藥、枳實，四逆散一共四味藥：柴胡、枳實、芍藥和甘草，芍藥、枳實都是涼性的藥，所以四逆散對慢性胃炎有很好的治療作用；如果有溢酸、噯氣，就加浙貝母、烏賊骨搭配；肚子會脹氣，就加平胃散（見175頁）或六君子湯，這些行氣補氣的藥，可以消除腹脹。中醫都是這樣子，有哪些症狀，就選擇適應這些症狀的藥物。

5 脫垂現象

現代很多人都有胃下垂、子宮脫垂等現象，中醫針對這些症狀，都有對應的療法。臨床上所謂脫垂現象，有人很明顯，坐下來會感覺到有一塊肉掉下來，像這種我們就要用升提的藥，像黃耆、黨參、升麻、柴胡這些藥物，都有升提的作用，這很有意思。當然你也可以找一個成方，譬如說補中益氣湯，裡面黃耆、人參、升麻、柴胡全部都有，用補中益氣湯升提，那種掉下來的感覺自然就會改善。所以包括胃下垂、子宮脫垂、脫肛，都可以用。西醫就要開刀，然後縫合，未必有用。

士林高中有一個陳老師子宮脫垂很嚴重，她有四個哥哥都是西醫，當然主張開刀，但陳老師心存畏懼。我們給她補中益氣湯吃一吃，如果用煎劑的話可以重用黃耆，因爲黃耆補氣的作用實在很神奇。有一個乳房腫瘤的病患，吃了加味逍遙散（見213頁）後，腫瘤全部不見了，但是乳頭凹陷下去，重用黃耆吃了後，乳頭又升回來了。

黃耆對免疫功能低下、氣虛者有相當效果，但前提是要在沒感冒的時候才可以用，如果有感冒症狀，吃了後會有很多副作用，有人吃了以後會口乾舌燥，有人會流鼻血，有人吃了會口腔潰爛。因爲外感即指風邪、暑邪、濕邪、燥邪、寒邪，之後再視需要，看要怎麼樣增強免疫功能。而且還是要分實證或虛證來處理，如果是實證，我就用龍膽瀉肝湯。龍膽草是非常好的一味消炎藥，但是很苦很苦，我很少用。虛證的話就用加味逍遙散。

現在很多剛出道的中醫師，本身對病症不能掌握，中醫分陰陽表裡寒熱虛實，一般稱八綱辨證，如果醫師連虛實都不分，連寒熱都不分，怎麼會看得好病？心胸比較open的醫師，還會請你去看老師傅，心胸狹窄的就把病患當白老鼠，這個方沒有效就換別的方，一路換下來，有人幾個月幾年都看不好。但是這樣的醫師通常又有一個本事，能夠一直講，把病患唬得一楞一楞的，死心塌地接受治療。

6 急救之道

人中是顏面神經、三叉神經的交會叢，它的神經最發達，很多人在人中長痘痘，最好不要亂摳，會摳出問題。人中也是最好的急救穴，很多人在昏迷時就趕緊掐，找不到針找牙籤也可以，乾淨的大頭針、縫衣針都可以，趕緊扎下去，一扎就會醒過來。

公路局有一位工程師，每個星期都去爬山，夏天登山一定出汗出得很多，所以要帶足夠的水份隨時供應，否則就會缺氧。因爲汗一流失，血液會變得比較濃，就容易造成缺氧，臉色發白容易昏倒。他看到一位太太昏倒就趕緊掐她的人中，一掐就醒過來了。

所以幾個身上的寶貝大家一定要知道，合谷、中衝都很好用。像胸口很痛、很悶甚至有時絞痛，咬中衝或是拜託別人幫忙重重的捏，痛感就會緩解，中衝也是急救穴。

內關也是急救穴，用自己的食、中、無名三隻手指，從手腕橫紋量，約在三寸處，在正中央叫手厥陰心包經，「心包絡」就連到心臟，從正中央這條線下來，大概在四隻手指的地方撥開有一個縫，那叫內關。現在公共場所，到處火災頻傳，如果皮膚被火灼傷送到大醫院，急救的處理方式都有一定的程序。頭份有位鄧太太，在爆竹工廠上班，有次工廠爆炸，導致整個臉部灼傷，幸運的是，眼睛沒波及到。鄧太太可說是面目全非。鄧太太的婆家和娘家，爲了該找西醫或中醫治療有不同意見，因爲鄧先生很信任我，於是打電話來求救，我就告訴他，把太太的臉清一清，然後撒上「三黃粉」。鄧太太的娘家在板橋，非常憂心，於是要將鄧太太送到醫院。鄧太太未接受，就用三黃粉，連續使用一個星期，結果臉上的疤都沒了，完好如初；不僅如此，還將她原來較黑的膚色給漂白了，讓她省了很大一筆的美容費。這是一個活生生的案例。如果讓西醫按照他們一般程序，以消炎、紗布、抗生素來處理，我想大概三個月也不會好，甚至可能要植皮換膚。

南山人壽有位陳先生，住羅東，有一天半夜被滾燙的開水燙到。他也是非常信任我，半夜打電話來向我求救。我叫他立刻到中藥店去買大約二十元的三黃粉，直接撒上患部；二十元三黃粉，大概還沒用完就好了。

三黃粉有不同的配方：第一個是黃芩，如果內服，可作用在呼吸系統，屬唇形科植物，是大苦大寒的藥；只要是大苦大寒的藥，就有消炎作用。西醫的消炎藥是人工合成的，中藥的藥材是天然的；人工合成的消炎藥、解熱劑、鎮痛劑、退燒藥，會破壞白血球，變成血癌。第二是黃連，可作用在腸胃消化系統，屬毛莨科，是一味非常好的抗生素。大約十五年前，黃連一斤曾經飆漲到二萬多元，據說是德國的藥廠大量地從大陸收購，造成短期的嚴重缺貨。德國人發現，黃連比人工合成的抗生素來得理想。在腸胃方面，尤其是細菌病毒感染引起的腹瀉，效果非常好。第三是黃柏，黃柏是芸香科植物，內含的小柏鹼可以對抗很多的細菌、病毒。所以，這三味藥，在呼吸系統、腸胃系統、以及泌尿系統和生殖系統，都有非常好的效果，可以內服，也可外用。

也有些中醫是芩、柏、連之外，還加大黃。大黃是蓼科植物，有瀉下作用，很多人吃了會拉肚子，因爲它會刺激腸管強烈蠕動，導致腸管充滿水份，不想拉還不行，因而很多人不太喜歡它。可是很奇怪，大家好像很喜愛何首烏，認爲它能使頭髮變黑；但是愈是標榜神奇藥物的東西，我是愈懷疑的；因爲何首烏也是蓼科植物，和大黃是同科的，其實何首烏吃多了也是會拉肚子的喔。事實上，大黃若是少量用的話，是很好的健胃劑，大量才會拉肚子；而且也是很好的殺菌、抗病毒的藥。因而有些三黃粉是黃芩、黃連、大黃。

所以如果大家懂得處理一些問題的話，就不會受到傷害。